回族汤瓶八诊疗法系列三

国家级非物质文化遗产保护项目

回族香料香药内病外治疗法

—— 回族医药造福各族人民 ——

杨华祥 著

广西科学技术出版社

2008 年，汤瓶八诊疗法正式被国务院和文化部确定为国家级非物质文化遗产保护项目。

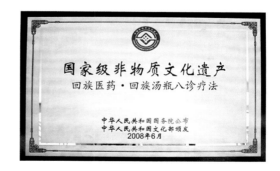

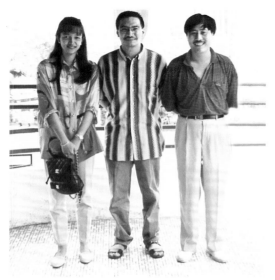

马来西亚原内政部部长、马来西亚现任巫统副主席希沙姆丁夫妇一直对汤瓶八诊疗法赞赏有加。

马来西亚前首相敦·阿卜杜拉·艾哈迈德·巴达维（左一）在阅读杨华祥教授的著作《汤瓶八诊养生方案》。

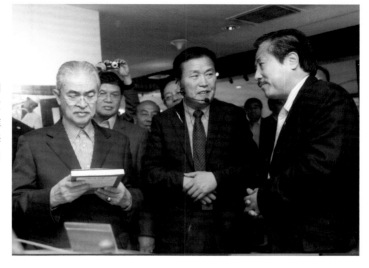

发展回族汤瓶八诊

弘扬中国回医文化

中国民族卫生协会
回族卫生专业委员会
二〇〇九年二月十九日

中国民族卫生协会回族卫生专业委员会秘书长李厚祥为汤瓶八诊疗法题词。

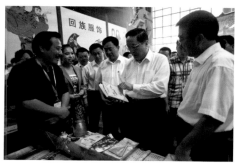

2010年上海世博会期间，杨华祥教授向时任上海市委书记俞正声、宁夏回族自治区党委书记张毅详细介绍回族汤瓶八珍丝绸之路上的传奇——汤瓶八珍疗法专著。

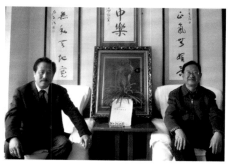

宁夏社会科学院名誉院长、中国回族历史与回族文化研究学者杨怀中教授和杨华祥教授共同探讨中国回族医学的发展史。

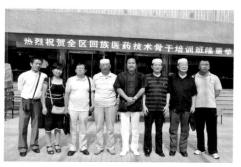

2010年，在宁夏卫生厅举办的回族医学骨干技术培训班上，杨华祥教授与回医回药专家们一起交流并合影。

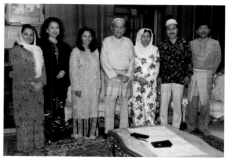

1994年，马来西亚最高元首端古·贾阿法·伊卜尼陛下（左四）、皇后（左五）邀请杨华祥教授到皇宫传授汤瓶八诊并合影。

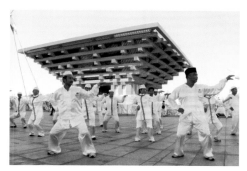

汤瓶八诊情系世博，在上海世博会期间为国内外宾朋演示汤瓶养生功。

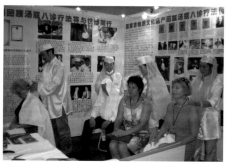

2010年上海世博会三民馆，各国贵宾现场体验中国回族汤瓶八诊疗法。

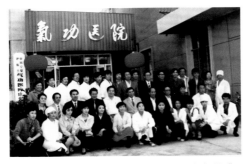

1987年，经宁夏回族自治区人民政府批准，中国第一家伊斯兰医疗康复中心（气功医院）成立，伊信公司总经理洪新波、康复中心主任杨华祥和全体员工合影留念。

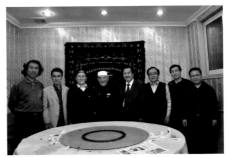

杨华祥教授和中国阿文书法艺术家李文彩老师（左四）及中国民族卫生协会回族卫生专业委员会秘书长李厚祥（左三）在北京欢聚。

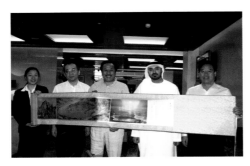

杨华祥教授陪同宁夏回族自治区经贸代表团访问阿联酋。

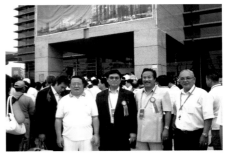

中阿高峰论坛期间，杨华祥教授和马来西亚前首相胞弟伊卜拉欣·巴达维（左二）及好友沙鹏程（左一）亲切合影。

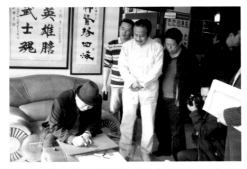

宁夏回族自治区政协原副主席马国权（左一）莅临宁夏汤瓶八诊参观指导。

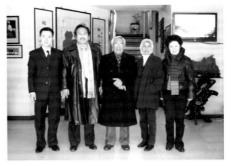

马来西亚雪兰莪州大学教授苏龙（中）在宁夏医科大学戴秀英副校长（右一）的陪同下莅临汤瓶八诊养生坊参观，并和杨华祥教授进行了亲切会谈。

第一章　回医回药和汤瓶八诊的发展历程 …………………… 1

第二章　与香药关系密切的汤瓶火疗、水疗和油疗 ……… 9

第三章　汤瓶八诊中经常使用的香药、香料 ……………… 15

汤瓶八诊

回族香料香药内病外治疗法

目
录

第六章 汤瓶八诊香药疗法配方 ········ 97

第七章 汤瓶油疗常用的精油配方 ········ 115

汤瓶八诊

回族香料香药内病外治疗法

第八章　精油是香料的升华 131

第九章　把保健融入生活——学会自制香药用品

让回族医学造福各族人民

　　我国自古以来就是一个多民族国家，各民族的独特文化一直相映生辉。民族文化是我们了解过去、展望未来的重要参照，是在特定年代产生的精神财富。更重要的是，它蕴含着我们民族的历史与精神，而民族精神又是民族文化的核心和灵魂，是一个民族赖以生存和发展的精神支撑。

　　但由于时间长河的冲刷和民族文化的融合，很多民族的民间技法和民俗文化渐次湮没，如今已不为人知。因此，发掘、整理、传承、发扬这些濒临失传的文化和技法，就变成了尤为紧迫的问题。

　　杨华祥教授 1987 年出任中国宁夏伊斯兰医疗康复中心主任，兼回民医院院长，将汤瓶八诊正式用于临床，服务于各族人民。他正是肩负着这样的使命，几十年如一日地进行着既艰巨又有意义的工作。作为回族汤瓶八诊的第七代传人，他自小受回族医学和杨氏汤瓶八诊文化的熏陶，并广泛涉猎了其他民族的医学著作，在发掘和整理中，不但继承了原有的八诊文化，更使其日渐充实，既具有了自己的特色，又兼容了其他医学文化的特长。

无论回医还是中医，乃至其他民族的医学，都生长在广袤的中华大地上，共同汲取着这片土地的营养。它们既是独立的，又相互影响和借鉴，从未割裂开来。杨教授始终抱着取精、融合、发展的态度，把发扬民族医学和弘扬中华文化紧密地结合在一起。从上海到宁夏，从国内到国外，到处都有他传播汤瓶八诊，展示回医精髓，弘扬中华精神的足迹。

杨华祥教授毕生的追求是想通过回族医学汤瓶八诊促进民族的团结和相互了解，传承中国回族保健医学的结晶，并以此向世界展示中华医学的博大精深。爱国是爱教的一部分，在他的心里，民族情怀、宗教情怀和祖国紧紧地联系在一起。也正是在这种信念的激励下，杨教授始终怀着一腔热忱来宣传宁夏及汤瓶八诊这一保健疗法，将它带到世界各地，为更多的人带来了福音，同时，也赢得了世界各地穆斯林的关注与认可。

2008 年 6 月，汤瓶八诊被国务院、文化部列入国家级非物质文化遗产名录，和其他非物质文化遗产项目一同参加了 2008 年的北京奥运会和 2010 年的上海世博会的展示，受到国内外广大人士的欢迎与推崇。这是我们宁夏的荣誉，也是回族人民的骄傲。

兼容并蓄方显大家气度，心念民瘼遂成一代名医。作为一位医生，一位亲善的民间文化大使，一座沟通各民族乃至国家的桥梁，杨华祥教授的努力和付出都是有目共睹的。也正是因为他心系国家与人民，才想把汤瓶八诊文化推广开来，让它为民所有，为民所用。

民族的就是世界的。医学文化也是不分国度的，回族保健医学——汤瓶八诊不仅为世界人民预防亚健康做出了巨大努力，还承担着"以汤瓶八诊为桥梁，让世界更了解中国"的民族使命。希望本书的出版能把健康传递给更多的人，让大家更了解回族医学文化，让世界人民都从汤瓶八诊中受益。

第十一届全国人大民族事务委员会主任委员

马启智

二〇一〇年八月

汤瓶八诊，开启回族文化之门

　　塞上江南钟灵毓秀，不仅孕育了朴实善良的中华回族，也孕育了异彩纷呈的回族文化，回族汤瓶八诊就是其中的一种。走进汤瓶八诊，如同翻阅回族医学文化的悠长历史，有萱草般陈旧而悠长的味道沿着汤瓶的脉络流淌。

　　回族汤瓶八诊疗法已有1300年历史，一直以口传心授的方式在回族民间流传。据书载，古阿拉伯人通过丝绸之路，长途跋涉到中国来经商，路途中人困马乏，疲惫不堪，腰酸腿痛，在歇息之时，通过揉脚减轻疲劳。当到达中国长安后发现了中国中医经络学理论，认识到经络贯通人体周身各部，脉脉相连，络络相通，后形成于此的诊疗法被称为末梢经络根传法，也就是回族汤瓶八诊的雏形。

　　回族汤瓶八诊是波斯保健医学和中东伊斯兰医学汲取和融合了中华医学而形成的具有中国回族特色的养生保健疗法，分为头诊、面诊、耳诊、手诊、脚诊、骨诊、脉诊、气诊。回族汤瓶八诊疗法作为回族保健医学文化的组成部分，已于2008年1月被列入"国家级非物质文化遗产代表作名录",填补了宁夏伊斯兰文化和回族医学文化的空白,是一项值得称赞的标志性成果。

宁夏医科大学回族医学研究所特邀研究员杨华祥教授是回族汤瓶八诊疗法杨氏家族的第七代传人,他承袭发扬回族汤瓶八诊,通过不断挖掘、完善汤瓶八诊疗法,提升宁夏的文化内涵。管窥汤瓶八诊,能捕捉到宁夏走向世界的清晰轨迹——如今汤瓶八诊已在马来西亚、澳大利亚、卡塔尔、阿联酋等地陆续开花,为提升宁夏在国际上的知名度做出了积极贡献。

愿汤瓶八诊成为一把钥匙,让更多的人通过这把钥匙开启回族文化的大门,走进多姿多彩的魅力回乡。

时任宁夏回族自治区人民政府主席

王正伟

2009 年 12 月 10 日

伊斯兰传统医疗保健疗法——汤瓶八诊

　　回族是勤劳勇敢、富有智慧和创造力的民族，他们在生产劳动和与疾病作斗争的过程中，不仅积极引进阿拉伯伊斯兰医药的先进科技成就，而且亲自参与祖国传统医药诊疗技术的创新。回族从形成的初期，就是一个具有高度科学文化水准的民族，回族人民为回族医药学的形成和祖国传统医药文化的丰富做出了独特而杰出的贡献。其贡献主要表现在：从隋唐到宋元时期，阿拉伯香药药方的输入，阿拉伯伊斯兰医学书籍的引进和回族医药典籍的编著，穆斯林医药学者及民间医药人士的医疗实践。特别是以元代大都上都"回回药物院"的建立和大型医典36卷本《回回药方》的问世为标志，中国回族医药形成并发展到了黄金时期。

　　然而，清末腐朽的清政府多次对回族进行了灭绝式的大屠杀。所剩无几的回族人民被从自己创造出来的富庶的城镇、乡村赶往"三边一梢"（山边、河边、沙漠边和渠梢）地区，回族医药方术也遭到严重摧残。大宗的回族医药珍贵文献，或沉积于历史的灰尘中，或消失于血泊火影中，或残存于秘宫书阁中。因此，回族民间艺术至清代，惨遭破坏后继乏人，回族医药方术只能关起门来，靠口传心授，言传身教来传承。

今日散见于回族民间的医药方术，流传下来的有刺法、放血法、拔法、挑法、吹法、捏法、点穴法、点咽法、滴鼻法、取嚏法、灌肠法、坐浴法、涂贴药法等。明显的特点是：第一，回族民间艺术渊源于中世纪阿拉伯伊斯兰医学与中国传统医药文化长期的融合，并与中国伊斯兰神秘主义信仰的医术融为一体；第二，回族民间这些奇特的医术是回族医药体系中的一朵奇葩，它扎根、生息、繁衍在中华大地，在传承发展的过程中深受中国儒道传统文化的影响；第三，回族民间医药方术在传承过程中，在为广大民众医疗保健服务中，把医疗保健的经验知识同伊斯兰哲学紧密地结合在一起，如回族生活习俗中的"五功"就与养生保健关系密切。随着人类卫生事业的发展和进步，养生日益被人们所重视。回族人均寿命高，回族老人风姿飘逸，耳聪目明。这不仅与民族文化、人类学有关，更重要的是与回族信仰传统、生活习俗和坚持"五功"体能疗法，以及传承下来的诸多自然外治疗法有直接关系。

如回族口传心授传承下来的弥足珍贵的汤瓶八诊疗法，就是传承人杨明公将回族汤瓶武术气功与回族礼拜沐浴，洁净全身及五官九窍时运用点穴、按摩窍穴的方法融为一体，进而形成的一种诊疗、养生保健医术。

回族每日礼拜，在于以身心动静履行拜功，在拜功前，首先要沐浴，这就是沐浴术。清洁身体，必须要大净和小净。大净（务苏里）谓之卫；小净（阿布代斯）谓之生，都是为了清除全身污垢，疏通毛孔窍穴。每个窍穴必须洗涤三遍，按摩三遍，再结合点穴术，运用汤瓶功，由浅入深，循序渐进，由初境、进境、至境，依次增加点穴按窍的程度。

汤瓶八诊疗法第七代传人杨华祥先生思想敏锐，勤奋刻苦，潜心回族医药研究，主张以善为本，以量为度，以德为高，以诚为荣，义务为人治疗，广受赞赏。汤瓶八诊中的一招一式，都蕴含着回族伊斯兰的传统文化，凝聚着回族对生命过程的理解和与疾病抗争的智慧，是中国回族医学方术与中国传统医学的有机结合。

然而，这种独特而又散发着回族医学文化芳香的养生保健疗法长期以来名不见经传，事不载史书，仅以民间口传心授为主要传承形式。令人欢欣的是，回族汤瓶八诊疗法现在已经得到宁夏各级政府及主管部门的高度重视和大力支持，已被列入国家非物质文化遗产名录加以保护，这对于传承、弘扬回族传统医学，对提升宁夏与伊斯兰国家的交流有着十分重要的意义。

　　本书是一位执着追求回族医学的跋涉者用心血和汗水书写的著作。对于这本书的出版，我从心底感到高兴，并祝愿中国回族医学汤瓶八诊保健疗法在新时期得到全面振兴，承继传统，锐意创新，走出中国，造福人类。乐而为之序。

宁夏回族医药研究会副主任兼秘书长

穆罕默德·尤素夫·单于德

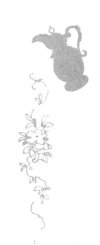

第 一 章

回医回药和汤瓶八诊的发展历程

来自丝绸之路的记忆——阿拉伯香药对中国医药学的影响

　　早在一千三百多年前，来自阿拉伯的先贤们就通过陆上丝绸之路来到中国。他们不但带来了阿拉伯的象牙、珠宝、马匹等商品与异域文化，同时也将阿拉伯香料引入中国。

　　据唐代《西域传》等史籍记载，唐高宗永徽二年（公元651年），大食国第三任哈里发奥斯曼首次遣使来华，中阿两国正式缔交后，来往不断。公元651～798年，阿拉伯先后遣使来华朝贡、献方药达四十次之多，其中很多方剂中都有阿拉伯香药。

　　据《唐大和尚东征传》载，天宝年间，广州"江中有婆罗门、波斯、昆仑来船，不知其数。并载香药珍宝，积载如山。其船深六七丈"。阿拉伯人来华后，大多从事香料、象牙、珠宝、药材和犀角等类物品的贩卖生意，并带回中国的丝绸、茶叶、瓷器和其他商品。

　　当时在中国长安到处可见穿长袍、大眼睛、高鼻梁，来自中东的穆斯林商人，当时中国长安百姓称他们为"克姆丹"。

　　也就是在这个时期，来自阿拉伯的先贤中，一些从事过医疗工作的人，以伊斯兰的宗教礼仪、生活习俗、传统疗法为基础，吸取博大精深的中医学，把穆斯林洗小净的程序与中医学的奇经八脉、十二经络的理论体系相结合，创造了最初的末梢经络根传法，这就是汤瓶八诊的雏形。

　　后来经过不断的补充完善，吸收提炼回族民间疗法，最终形成了包括回医药在内的完整的系统的汤瓶八诊疗法，它包括内病外治非药物疗法和内病外治药物疗法，药物疗法中使用的很多药材就是香药。

　　当时的唐朝正是中国经济发展的鼎盛时期，来自遥远的阿拉伯的先贤们，对促进中阿之间的文化交流和中国的经济繁荣与社会稳定起到了积极的作用。唐王李世民为了表彰他们做出的贡献，特按穆斯林的习俗，打造了金瓶相赠。当时阿拉伯的先贤们称此瓶为唐瓶。后阿拉伯的部分商人和中国人通婚，定居中国。但因为他们思念故乡总说要回家，人们就用他们的口头语"回回"来称呼他们，他们的后代也就被称为回回了，这就是中国回族的由来。

汤瓶是穆斯林沐浴时装热水的壶，由于沐浴之水在唐朝也称之为汤，所以后人将唐瓶改名为汤瓶，汤瓶也成了回回民族的代名词。

汤瓶是回族的代表器物，八诊是回族的保健疗法，二者相融，这就是汤瓶八诊名字的由来。千百年来回族汤瓶八诊疗法因涉及一定的宗教内容，所以只在部分回族内部，以口传心授、言传身教的方法世代相传。传承也很严格，只在回族内部，而且只传男不传女，为此很少被外人了解，也很少有人知道它是来自唐朝丝绸之路的记忆。

唐朝在与阿拉伯人交流最频繁的时期，为给来自阿拉伯、中东的客商（当时称之为胡商）提供方便，在繁华街市专门设立了许多香药专卖货栈，比较有名的"波斯邸"和"胡店"所经营的"难求未备之药"，指的就是来自西域的阿拉伯香药。

与此同时，广州已形成了阿拉伯香药和中国瓷器、丝绸的集散地。广州的港埠也因香药贸易而繁荣。

在那个时期，朝廷认识到来自阿拉伯的香药和中华医药的结合对发展提升中华医药的价值所在，于是指派李勣、长孙无忌等 22 人，主持撰写增修补注梁代陶弘景的《本草经集注》，称为《唐本草》。后又命苏敬等重加修订，新增药物 114 种，于唐高宗显庆四年颁行，即为《新修本草》，共载药 844 种。不少药物和治方经验都是来自阿拉伯中东、波斯的舶药。经中医们长期临床应用证实确实有奇效，于是正式被载入朝廷颁布的药典中。

随后，在唐代的《食疗本草》和《本草拾遗》两书中也收藏了大量来自阿拉伯国家的医药方剂。已佚的郑虔的《胡本草》和李珣的《海药本草》中收藏的舶药医方最多。

宋初李昉等编撰的《太平广记》有多处关于阿拉伯香药输入中国的记载。据《岭外代答》记载，当时输入的香药多为熏陆香（乳香）、龙涎香、木香、沉香、苏合香、安息香、丁香、龙脑，也包括珍珠、犀角、象牙、珊瑚、血竭、没石子、番栀子花、摩挲石（黑琥珀）、硼砂、肉豆蔻、白豆蔻、芦荟、椰枣、无名异等可供药用的货品。

香料中的乳香是宋代朝廷特别统购的专卖品。阿拉伯香药品的输入，无疑扩大了当时中国药物学的内容。而卖香料、卖药，直至千年后，还是回族人的传统行业之一。

与此同时，来自阿拉伯的穆斯林先贤们，根据穆斯林宗教礼仪中每天洗小净的程序创编了最初的末梢经络根传法，通过千百年不断的总结完善，以口传心授、言传身教的方式代代相传，最终形成了今天被国家列为非物质文化遗产的回医汤瓶八诊疗法。

回医汤瓶八诊疗法不仅包含内病外治的八种疗法，对以阿拉伯香药为主要成分的内病外治药物疗法也很重视。应用的方法包括水疗（将香药融入水中，沐浴清洗用）、火疗（将香药和相关草药打成粉，敷在皮肤上，用火拍打敷药位置，达到祛风散寒、活血化淤等目的）、油疗（诊疗师用香熏油按摩人体的经脉窍穴，以达到通脉活血之目的）。

除此之外，汤瓶八诊的传人又以香药为主要成分，创造了香药经脉贴。随着科学的不断发展，现在也用远红外光波配合香药经脉贴施治，已有一千三百多年历史的中阿医学文化交流的瑰宝——汤瓶八诊，焕发了它崭新的生命力。

目前，宁夏医科大学回医汤瓶八诊职业培训学院已把它列入正式的教学课程。

中阿香药的交流与应用促进了香药的使用

自阿拉伯香药传入中国后，与中国本土香药相互融合，这对回族医药方剂的发展有深远的意义，对中国回族医疗特色的形成与发展有重大价值。

为了让读者能够较为全面地了解香料、香药文化，现将我的好友，宁夏回医回药研究所研究员单玉德先生所撰文章的部分内容分享给大家。

香文化起源的简述

香文化和人们的生活及宗教文化都有着千丝万缕的联系，中华香文化的发展和中华历史的发展也是同步进行的。在中国，从远古至战国时期人们就对香药已开始有认识，在神农尝百草时期，就有"神农尝百草，一日七十毒"的记载。

尝者，尝味也。诚然，芳香之药以其特有的气味优势，赢得了上古先民的青睐，从那时开始香药就融入到了和人的生活相关联的各个领域。

香料作为一种文化产物，在历朝历代，不但把它制作成燃香，作为敬祭神灵天地的一种神圣的礼仪用品，同时它也融入到民间的养生保健，储如医用制药、膳食调味、美容化妆、宗教礼仪、婚丧嫁娶等每一个生活环节，由此可见香药和香料和人类生活的关联。

2008 年由中国医药科技出版社出版的以李良松先生为主编的《香药本草》一书，很值得学习与研究，他已很完整地将香药的历史传承、文化价值、运用领域、和人们生活的关系，做了详细的研究，这对后人了解香药的文化以及香药在中国的发展是有指导性意义的。

香文化伴随着人类的发展已经历了漫长的岁月。翻开中国的历史，不难发现香文化和人们的生活有着密切的关系。从历代出土的熏香炉就可以看出历代帝王将相对熏香的重视和喜爱。香文化从宫廷寺院已走进了家庭，近年所兴起的香薰疗法，就是香文化的一种提升。

用现代科学所提取的天然植物香药精油，通过外用可以让人心静神安，同时能促使大脑前叶分泌出内啡肽及脑啡肽两种激素，有助于激发人的潜能，让人呈现出最舒适的状态。同时，不同的香药所提取的精油对人体疾病的防治有着不同的功效，香药与香料的运用与人类的生活已经息息相关了。

香料的运用也开始从单一的祭奠活动展开到卫生、健康、饮食、医药、庆典、家庭中，这不仅仅在中国，甚至在西方国家、东亚国家都是一种很普遍的现象。二十年前，熏香疗法传播迅速，实践证明它对人的生活环境、空气的净化，乃至人的健康的影响，都起到了有益的作用，它可以通过人体的嗅觉、味觉、触觉、视觉、听觉五大感觉功能，使植物的激素经由皮肤和呼吸系统进入体内，调节人体中枢神经系统、血液循环、内分泌等八大系统，从而激发人体自身的治愈、平衡及再生功能，协调身心，消除忧郁、焦虑、烦闷、愤怒等情绪和疲劳感，来达到一种身、心、灵皆平和舒畅的感觉。

在国内已有不少闻香馆、听香馆、熏香馆，这对那些在喧嚣闹市中需要静心安神、舒心养性的比较有品味和想象力的人群，是一种很好的调理心身、修复疲劳的方式。

闻香、品茶、听音乐是现代人在噪杂繁忙的生活中，寻求清静与安逸的一种方法。

闻香并非点着闻闻就罢，它也有一套严格的程序，这程序的过程是为了让你收心安神、肃穆养性。的确，这种方法对心灵的净化、情操的陶冶及心理与生理的调整，在不同程度上都是有帮助的。

随着香文化的不断发展和演变，香料品种也越来越丰富，既有专门祭奠用的香，也有净化空气所用的卫生香，祛除蚊虫专用的驱虫香，适合家用香炉焚燃的香。除此之外，香药也广泛用于了食品、药品及公共场所。香文化的发展给人们的生活增添了色彩。

回族与香文化

回族所用的各种熏香、燃香都很有讲究。回族家庭一般不会选择不知香料来源或添加了化学成分的香。

宁夏的西海固地区及甘肃临夏的很多穆斯林家庭，因经济条件的限制，他们在宗教、生活、保健等方面所选用的香，大多是用粉碎晒干的榆树皮加上少量香味较浓的天然植物香料制作而成的清真香。

这种香有一种淡雅清幽的感觉，不仅仅用于日常的空气净化、去除异味及驱蚊赶蝇，在穆斯林各种节日和纪念亡人开经、下油、抹锅时都会点燃它。它能够烘托庄严持重的氛围，让在场的人感觉到肃穆神圣，而且对沸腾呛鼻的油烟还有分解和淡化的作用。

很多家境好些的人直接购买阿拉伯国家的进口燃香，这种燃香一旦点燃，也是沁人心脾，让人心旷神怡的。

回族香药的用途非常广泛，我在马来西亚客居了十几年，那里的穆斯林烹调所用的香料品种要比国内丰富得多，有些我从来没见过。

目前，马来西亚清真食品公司和香料公司陆续在我国寻求发展，我想用不了多久，越来越多的穆斯林食品和香料会出现在我们的生活中。

香药伴随着回族群众度过了漫长的岁月，帮助我们回族人防病健体、祛病疗疾。回族的香囊、香兜及以香药制成的口服与外用药都有着神奇的作用。

回族汤瓶八诊内病外治药物疗法所选用的药，就沿用了来自古老丝绸之路上引进的阿拉伯香药，汤瓶八诊的水疗、浴疗、火疗、油疗、熏疗、灸疗、经脉贴等都离不开它，它对回族医疗保健、养生美容起到了重要的作用。

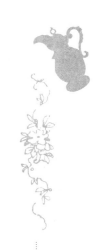

第 二 章

与香药关系密切的汤瓶火疗、
水疗和油疗

千年传承汤瓶火疗

中国西北地区，包括新疆、甘肃、青海、宁夏等穆斯林聚居的地方，自然环境普遍比较恶劣，缺医少药，而且冬季非常寒冷。生活条件不好的时候，普通百姓一旦生了病，很多人家是没钱医治的，如果自己不掌握一点基本的医疗知识，只能听天由命，苦苦煎熬。

但是，回族是一个很聪明、很勤劳、很善于学习的民族，千百年间，回族群众根据古老的阿拉伯香药外用火疗法，汲取了中医学的相关理论，创建了一套简便有效的内病外治火疗方法。

古老的阿拉伯火疗法是将香药外敷于风寒侵蚀的病灶处，再将用香药浸泡过的棉布覆盖在药上，用火把拍、烤被棉布覆盖的病灶，达到使药性入里、祛风散寒的目的。经过回族群众的不断总结，渐渐形成了今天回族汤瓶八诊的火疗方法。

汤瓶八诊火疗法以传统回族医学理论为基础，融中医学火灸疗法之精髓，并配合回族常用医药，让火焰的温度作用在身体表面特定部位，以达到治疗保健的目的。

火疗能提高人体免疫力，促使全身代谢平衡，舒压解乏，改善人体亚健康状态，延缓衰老。这是一种返璞归真的疗法，能带大家进入一个全新的祛病防病、养生保健的新境界。

神奇汤瓶火疗法，轻松调养腰腿痛

这是古传熏蒸疗法、民间热敷疗法、杨氏祖传秘方合而为一的疗法。最大的作用是祛除体内风、寒、湿、热、毒等致病因素，对酸麻胀痛等症状的治疗效果立竿见影。该法可同时作用于全身各个部位，无任何副作用。总结古往今来的实践经验，火疗的作用主要表现在以下几个方面：

温经散寒、行气通络、扶阳固脱、升阳举陷、拔毒泄热、防病保健。回族汤瓶传统火灸疗法的适应症有 200 多种，主要有：颈椎疾病、肩周疾病、腰肌劳损、关节炎，因肾亏引起的腰膝酸软、失眠多梦、盗汗等，还有胃痛、腹痛、月经不调、痛经等症状，从根本上解决了当今都市人的亚健康问题，针对各种痛症、无菌性炎症、慢性功能性的内脏疾病等也都有神奇疗效。

三大特色配方

通经活络方：乳香、没药、红花、血竭、麻黄、川乌、草乌、甘草、麝香组方配伍，经酒精浸泡制得。属回医药的外敷外擦药液，具有活血化淤、通经活络、发表透里的功效。外敷外擦于人体表面，用于治疗肩周炎、颈椎病、风湿、类风湿、关节炎、腰椎间盘脱出、骨质增生等多种疼痛性疾病，如果能配合火疗使用效果更好。这种药具有见效快、成本低、无毒副作用，可除病根的特点。

舒体强身方：白术、人参、赤芍、茯苓、淫羊藿、狗脊、桑寄生、羌活、独活、防风、海桐皮、当归、黄芪、牛膝、木瓜、杜仲、威灵仙、秦艽、防己、千年健、桑枝、细辛、川芎、生地黄、桂枝。酒精浸泡即可。本方既可用于祛斑、美白、减肥、瘦身，又可用于治疗风湿冷痛、腰肌劳损、伤风、胃痛等疾病，效果显著。

减脂祛风方：由红花、当归、白芷、熟地、丁香、远志、血竭、仙茅、秦艽、石菖蒲、五加皮、老鹳草、追地风、荷叶、白花蛇草、人参、党参、苦参、天麻、枸杞子、柏子仁、桂枝、桂皮、桑枝、半边莲、半枝莲、穿心莲、制川乌、制草乌、仙人掌、梅片、樟脑、朴硝、全蝎、蝉蜕、麝香配伍而成。用 65 度纯粮白酒浸泡。以红外线、火疗等方法配合使用，对风湿、类风湿、关节炎、痛风、颈椎病等疾病具有良好的治疗作用，同时对施药部位有明显的消脂减肥作用。

将养生融于生活的水疗

汤瓶八诊疗法中的水疗源于穆斯林先民的日常沐浴、礼拜和先期的医疗实践活动。穆斯林先民到中国后，汲取了传统中医药学的精华，经过长期的探索、总结和完善，形成了具有中国回族特色的水疗法。

汤瓶八诊疗法从诞生、发展，到隐匿、复兴的传承历程，与我国穆斯林民族文化的兴衰命运大致相同。历经沧桑，沉浮辗转，最终展现灼灼光华。

对于一个穆斯林来讲，"一天不抓五遍水，不算是个好回回"。因阿拉伯地区自古水就比较贫乏，所以穆斯林洗大小净也非常注重节约用水。

在没有水的地区，可以用卵石代替水，用双手的摩擦来完成洗小净的程序。

汤瓶水疗法是将穆斯林的宗教生活及文化传承和养生保健相结合的产物，是将养生与生活融为一体的自然疗法。

在以洗小净的程序演变而来的水疗法中，不但可以在洗的时候加入一些手法，还可以在水中加入专门调制的以阿拉伯香药为主的香药。利用香药和水温，还有冲洗时的水流压力刺激人体的经脉窍穴，以达到激发潜能、洁肤灭菌、通经活血、祛风散寒、养生防病之目的。

水对机体的作用极其复杂，机体的反应变化也体现在许多方面。现代研究证明：水疗法是一种非特异性全身刺激疗法，通过神经体液途径在体内产生复杂的生物物理变化。目前回医汤瓶八诊疗法的水疗在临床中多配合汤瓶脚诊、汤瓶头诊、汤瓶手诊及汤瓶面诊进行施治。现简单介绍几种常用的水疗方法。

泥丸宫（百会穴）淋浴法：将配制好的水装在汤瓶中，施治者按患者的承受力把握水柱高度，浇注患者头顶，并按照头部奇脉的走向依次

汤瓶八诊 回族香料香药内病外治疗法

施治。严重的高血压患者禁止直接浇注泥丸宫，其他人一般都可使用此法。水温一般在 26℃～32℃即可，发烧的患者可以用温度低一点的水。此法对头晕头痛、失眠多梦及精神过度紧张引起的各种症状有奇效。

工作压力大的人，洗澡时将水调到适合自己的温度，让水柱冲击头部十分钟。这样会大大缓解紧张疲劳的身心。

印堂冲淋法：患者平躺在治疗床上，两眼微闭，施治者将配制好的水装入汤瓶中，缓缓浇注在患者印堂等面部窍穴上。水温不可过高，一般在 39℃～42℃即可。

异经奇脉冲淋法：平躺在治疗床上，两眼微闭，全身放松。施术者一边用水冲淋人体的经脉，一边以手轻轻触摸所到之处的肌肤，以达到意到气到、心与意合、意与气和、行气活血、疏通人体异经奇脉之目的。水温一般在 39℃～42℃即可。

汤瓶水疗常用配方

配方 1：乳香、丁香、红花、路路通、荆芥等量。

配方 2：郁金香、薄荷、玫瑰花、红花、路路通、姜片等量。

配方 3：沉香、真赐果壳、川芎、丹参、红花等量。

配方 4：乳香、没药、麻黄、红花、川乌、草乌、甘草各等份。

配方 5：沉香、三七、人参各等份。

配方 6：制乳香、制没药、白檀香、川郁金、醋延胡，以上五味药各15 克，冰片 2 克。

配方 7：茉莉花 3 克、王不留行 5 克、路路通 2 克、丹参 3 克、冰片2 克。

汤瓶油疗

香药精油的应用目前已很普遍，汤瓶八诊治疗中一直使用来自阿拉伯开窍活血的香药和胡麻油调制而成的药油。药油主要配合汤瓶八诊的脉诊使用。随着科学的发展，各种以植物为原料提取的精油应运而生。现在汤瓶八诊本着古为今用、洋为中用的理念，将植物精油应用于临床，以达到疏通经络、养护细胞、滋润皮肤、防病治病的功效。

汤瓶八诊精油的使用方法：

1. 以精油作为润滑剂，用于耳诊、面诊、手诊、脚诊、脉诊。

2. 根据个人的不同需求，通过水火两种方法将油加热到 30℃~35℃，让油从吊罐中滴流到头部的印堂穴，通过捋、摸、揉、颤、点、吹等方法，使人进入到放松的状态。这样可对人的心灵起到调节作用，缓解压力，最大限度地恢复人体的免疫力。

汤瓶八诊
回族香料香药内病外治疗法

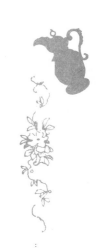

第三章

汤瓶八诊中经常使用的香药、香料

我们常见的香料大多来自阿拉伯

香料，主要指胡椒、丁香、肉豆蔻、肉桂等有芳香气味和防腐功能的热带植物。

香药不仅仅是回药当中的重要组成部分，也是其他很多国家、民族的生活必需品。翻阅历史，希腊、埃及、波斯等文明古国都有很多关于香药、香料的传承与记载。

阿拉伯香料分为食用型、药用型及普通型三大类。食用型香料和药用型香料很久以前就被广泛用于生活之中。

阿拉伯香料家族庞大，种类繁多，以丁香、肉桂、桂皮、豆蔻、没药、麝香、沉香、木香、乳香、藏红花、樟脑等为代表，根茎、花叶、果实等都是非常重要的原料，可单一或混合使用。

《回回药方》中列举的乳香、没药、麝香、藏红花、木香、樟脑、龙涎香等，被中国传统中医药吸收并接纳为新成员。现在回族汤瓶八诊内病外治药物疗法所使用的药物还保留了这些成分。

阿拉伯市场上出售的香料大多用于熏烧。除香料外，还有各种类型的香水、香炉及喷洒香水时使用的特殊喷壶。在宴会、贵宾来访、婚礼等喜庆聚会时，会有人将香炉递到客人面前，让所有参加者熏香。不必奇怪，这是阿拉伯民族的习惯，谁熏香越多，主人越高兴。一般熏香两次，第一次以示欢迎，第二次就意味着聚会即将结束。阿拉伯人喜欢给朋友的手背上搽几滴香水，以示有香同分享。在他们看来，这些行为不但能使生活更加美好，当事者在不经意间还履行了一件有回报的善行。

香料可以调制、发酵后压成块状出售，销路极好。另外像香草、松香等混合而成的香料，是城市妇女美容护肤的首选。在一些社交活动中，使天然的阿拉伯香料的芬芳弥漫于空气中，是人们共同追求的时尚。

除了生活中，香料也出现在神圣的宗教典籍里。在有的《古兰经》的注释里说：含有樟脑、姜汁和麝香味的饮料属于天堂里的上等饮品，只有行善者才有资格享用。

圣训中也多次提到香料及其用法。先知穆罕默德的生活与香料有着密切的联系。据记载，先知的身体能分泌出麝香的香味。艾奈斯传述："我从来未闻过比真主的使者的气味更美的香味，不管是龙涎香、麝香，还是其他任何东西的香味。"

历代先贤但凡重大事件，必施香而后为。伊斯兰四大法学家之一的伊玛目马立克向来访者讲述圣训前都要洗大小净，用香料梳妆，并燃烧香料直至讲述结束。

香文化也深深地影响了中国。《杜阳杂编》中记载了这样一个故事：有一个艺妓肌肤洁白如玉，从来不需要像别的艺妓那样刻意打扮修饰，也一样光彩照人。这是因为她的母亲很有先见之明，好像早就知道自己的女儿注定要成为绝世美女，从小就给女儿喂香吃，这样艺妓长大后身上就发出了自然的香味，皮肤也特别好。

从这个故事中我们可以看出盛唐时期香料的盛行，而且已经被广大群众所接受，并且融入了生活中。

唐玄宗继位时，为了恢复严谨的朝廷礼仪，发布了一条诏令，诏令中除了其他的革新措施外，还规定皇帝本人只有在"焚香盥手"之后，才能阅读大臣的章疏。

唐朝制度规定，凡是朝日，必须在大殿上设置黼依、蹋席，并将香案置于天子的御座之前，宰相面对香案而立，在神奇魔幻的香气中处理国事。

唐王朝此举的初衷这里暂不探讨，有一点是可以肯定的，香料完全可以登上大雅之堂，甚至用于庄严神圣的场合。

名方中的座上客——麝香

麝香为雄麝的肚脐和生殖器之间的腺囊的分泌物，干燥后呈颗粒状或块状，有特殊的香气，有苦味，是一种高级香料。麝香既可以制成香料，也可以入药，外用可以镇痛、消肿。

麝香又名当门子、脐香、麝脐香、四味臭、臭子、腊子、香脐子。简称麝。

麝香在我国的使用历史悠久。唐代诗人杜甫在《丁香》诗中就有"晚堕兰麝中"之佳句。麝香是配制高级香精的重要原料。

古代文人、诗人、画家都在上等墨料中加少许麝香，制成麝墨，写字、作画，芳香清幽，若将字画封妥，可长期保存，防腐防蛀。

中国古代富家子弟腰间佩戴的香囊里常装有麝香，路过处香气四飘，对此周邦彦曾写下"箫鼓喧，人影参差，满路飘香麝"的句子，也从侧面反映出麝香的名贵。

回医认为，麝香味辛性温，归心、脾经，有开窍醒神、活血通经、止痛、催产的功效。

由于麝香辛温，气极香，走窜之性甚烈，有极强的开窍通闭醒神作用，为醒神回苏之要药，所以对闭证神昏有特殊的效果。比如说，治疗小儿惊风、老年人中风的药物中，就会有麝香的身影。

大家都知道的安宫牛黄丸、至宝丹等名贵中药里也缺不了麝香。

另外，麝香还对跌打损伤、风寒湿痹有很好的治疗作用，因为它辛香，开通走窜，可行血中之淤滞，开经络之壅塞，大家平常用的麝香虎骨膏，就是一种较好的外用贴剂。

灵猫产异香，治疗关节伤

灵猫香是世界上四大动物药中产量最高、用途最广的一种，也是名贵的香料。中医早就利用它行气、止痛、辟秽的功能和良好的镇痛抗兴奋作用，治心腹急痛等症。

灵猫香来自灵猫，灵猫又叫灵狸、香狸、香猫、山狸、九节狸等。它也分很多种，主要分布在非洲和亚洲南部的热带和亚热带，以岩洞和树洞为巢。其中主产灵猫香的是非洲灵猫、大灵猫和小灵猫。

现在，人们已经开始人工饲养大灵猫和小灵猫以获取灵猫香。

说来有趣，灵猫无论雌雄，都有一个共同的特点，就是在生殖器附近有一个由表皮内陷而成的囊状皮脂腺，能分泌一种乳白色的脂质液体，一接触空气，就变成奶黄色的软膏，这就是名贵的灵猫香。

不过，雄性灵猫的灵猫香产量比雌性多1倍以上。

灵猫分泌这种液体，实际上是出于一种自卫的本能。因为这种液体有一种浓烈的腥臊味，奇臭无比，灵猫将它涂在自己活动领域的边缘地带，就可以使其他凶残动物不敢近前半步。

后来人们发现，灵猫香贮藏日久，腥臊味便可逐渐消失，如经高度稀释后能放出令人愉快的香气，因而被用作高级香精和定香剂。

回医认为，灵猫香具有辟秽、行气、止痛的作用。例如，取灵猫香10份、辛夷9份，把辛夷研成细粉与灵猫香混合后，再经过特殊的处理，就制成了灵猫香散。它具有辛温走窜、芳香通络、活血消肿、行气止痛的作用，对于陈伤新发、风湿、关节劳损、关节疼痛等，效果都非常好。

堪比黄金的龙涎香

以前的人们认为龙涎香是龙的口水，所以给它起了这个名字。

据记载，在公元前 18 世纪，巴比伦、亚述的宗教仪式中所用的香料，除植物香料，如肉桂、檀香、安息香等之外，还有龙涎香。古希伯来妇女还把龙涎香、肉桂和安息香浸在油脂中做成一种香油脂，涂在身上使用。

那么，龙涎香到底是不是龙的口水呢？当然不是。

龙涎香其实是抹香鲸的排泄物。大乌贼和章鱼口中有坚韧的角质颚和舌齿，很不容易消化，当抹香鲸吞食大型软体动物后，颚和舌齿在胃肠内积聚，刺激了肠道，肠道就分泌出一种特殊的蜡状物，将食物的残骸包起来，慢慢地就形成了龙涎香。

龙涎香是重要且极为珍贵的药材。《本草纲目》中记载龙涎香可以"活血、益精髓、助阳道、通利血脉"。回医常用龙涎香作为化痰、散结、利气、活血药使用，对于咳喘气逆、气结淤积、心腹疼痛、淋病等有奇效。

现代研究证明，龙涎香的药理与麝香相似，小量对中枢神经具有兴奋作用，大量则会抑制中枢神经。

龙涎香在世界上产量很小而且不能人工合成，所以它的价值远远超过黄金的价值。龙涎香是香料中的极品，它是高级香水香精中不可缺少的奇香。使用其配制的香水香精，不仅香气柔和，而且留香持久，美妙动人，所以深受人们的喜爱。

因为龙涎香的名贵，在古代，达官贵人、文人墨客都用它来彰显身份。

宋代人有佩戴香料饰品的风俗，掺有龙涎香的饰品深受人们喜爱。由于龙涎香价格昂贵，非凡人可消费得起，皇室贵族们便成了龙涎消费的重要群体。当时皇宫中人对御赐的龙涎御扇十分推崇，精巧的扇面又加奇香浸之，为贵妇们的最爱。宫中赏花之时，自妃嫔到内官，皇帝都会赐予用龙涎香处理过的御书画扇。禁中避暑，纱橱后都挂上伽兰木、真蜡、龙涎等香珠。

文人对它也有偏爱，卷墨在手，龙涎在旁，醒脑净心，这种陶冶情操的方法可谓清新绝妙。龙涎香还可以入茶，不知道古人在喝了这种香茶后身心是怎么的愉悦。

除了上述的熏香，入茶等，龙涎香还可以浸在衣料中，裁做衣服。龙涎香制衣，除了香气清新，还有消暑功效。

郁金香——穆斯林头巾的芬芳

郁金香原产中亚及周围地区，是荷兰的国花。在花卉的天地里，郁金香堪称大名鼎鼎的洋花。

郁金香属于百合科多年生草本植物。经过园艺家长期的杂交栽培，目前全世界已有八千多个品种。

郁金香的名字来自拉丁文的 dulband 或 turban。turban 意指穆斯林的头巾。之所以这么起名是因为它们的球状花骨朵看起来像是穆斯林教徒戴的头巾。

郁金香有药用价值，《本草拾遗》言其"除人间恶气，和诸香药用之"。其鳞茎及根可入药，有镇静作用，可用于脏躁及更年期综合征的治疗。

治妇女脏躁、更年期综合征及失眠时可以把 30 克郁金香根择净，切细，水煎取汁，放入足浴盆中，冲入温水适量，待温度适合时足浴，每日两次，每次 10 ～ 20 分钟，连续 5 ～ 7 天，可安神镇静，适合居家治疗。

丁香——古代人的口香糖

回医回药，有很大一部分来自海外，如南洋的胡椒、肉豆蔻，土耳其的苏合香，印度的诃子……在古代，这些药材的进口贸易直接刺激了我国对外交往及航运业的发展，为中外商品、文化的交流作出了贡献。

丁香是较早进入中国的舶来药，它主要出产在印度尼西亚和东非的热带岛屿上，汉代就已输入我国，称鸡舌香。

北魏的《齐民要术》说："鸡舌香俗人以其似丁子，故呼为丁子香。"这大概是丁香名字最早的出处。

丁香是桃金娘科高大的乔木，9 月至次年 3 月开花，在花蕾由青变为红时采摘晒干，就可作药用和制造丁香油的原料。

20 世纪初，坦桑尼亚的奔巴岛和桑给巴尔岛曾是丁香的主要输出地，被誉为"世界最香的地方"，现在则以印度尼西亚和马达加斯加出产最多。

丁香味辛温，能温暖脾胃、壮脏腑阳气、芳香开窍，因而可以用来温中止呕、和胃降逆，治疗因脾胃虚寒引起的腹痛、腹泻、呕吐等。小孩儿夏天吃冷饮、瓜果无度引起的腹痛和腹泻，就可以用丁香、生姜各 3 克，捣碎填于脐窝处，覆盖纱布后用布带固定，每日换药一次的方法治疗。

丁香中的主要有效成分是丁香油酚，可抑制口腔内多种有害细菌的滋生，尤其对牙龈炎、龋齿引起的牙痛和口臭有很好的疗效。

沈括在《梦溪笔谈》中记载：汉代的郎官在皇帝面前奏请大小事情，口中含鸡舌香（丁香），可以矫正因胃热或牙疾引起的口臭，以免引起帝王的不快。牙疼、口臭的患者可以用丁香10克，煎水含漱来治疗。

丁香和鸡舌香本来同属一物，在古代都是指丁香的花蕾。可后来丁香的种子也被称作鸡舌香入了药，为了把它们区分开来，人们就把香气重、疗效强的花蕾称做公丁香，而香气弱、效果差的种子则被叫成母丁香。

丁香具有温中、暖肾、降逆的功效，主要治疗呃逆、呕吐、反胃、痢疾、心腹冷痛、疝癣、疝气、癣症等。

《诸蕃志》中曾记载："丁香出大食、阇婆诸国，其状似丁字，因以名之。能辟口气，郎官咀以奏事。其大者谓之丁香母。丁香母即鸡舌香也。或曰鸡舌香，千年枣实也。"

另外，丁香治癣的效果也非常好。取丁香15克，泡在100毫升70%的酒精中，浸48小时后去渣。每日外搽患处三次，病史在两年以上的体癣及足癣患者，一般治疗一天后症状即见消退，两日后患处开始有皮屑脱落。病史较长或曾经其他癣药治疗而不能控制者，多治几天后症状也多有好转。

说完丁香，再来说说咱们回回引以为傲的精油——丁香精油。丁香精油是特殊属性的十种精油之一。它对心情有正面的影响，可以舒缓因情绪郁结而产生的不快和胸闷感。

从生理上讲，它能抑制细菌及微生物滋长，稀释后对于人体黏膜组织无刺激，故可安心用于口腔治疗中，让人觉得它就是一位"牙医"，虽然这样的联想拉远了人们与丁香亲近的意愿，但这也证明了丁香杀菌消毒的能力。

总的来说，丁香具有健胃消胀、促进排气的功效，减轻因胃部发酵产生的恶逆、反胃与口气不佳，缓和因拉肚子所引起的腹部疼痛，减轻上呼吸道感染症状。

第三章　汤瓶八诊中经常使用的香药、香料

丁香还有净化空气的效果，可增加身体的抗菌能力。如果皮肤上出现了疮、痈、疖、疬等创伤，把丁香精油涂在伤口上，你会惊奇地发现，少则一天，多则两三天，伤口就会奇迹般地愈合。

另外，把用丁香调制的按摩油抹于太阳穴，能减缓头部的胀痛。把3滴丁香精油滴入200毫升水中，用来漱口，可消除口腔异味，预防蛀牙及牙周炎。

祛痛散寒的桂花茶

桂花是回回常用的香料，又名月桂、木樨。桂花原产我国西南喜马拉雅山东段，印度、尼泊尔、柬埔寨也有分布。

在中国和桂花相关的故事有很多，故事虽说是人编出来的，但也说明了桂花在中华香药中的地位。桂花的花、果、根都有独特的药用价值。

花：辛，温。散寒破结，化痰止咳。用于治疗牙痛、咳喘痰多、经闭腹痛。

果：辛、甘，温。暖胃，平肝，散寒。用于治疗虚寒胃痛。

根：甘、微涩，平。祛风湿，散寒。用于治疗风湿筋骨疼痛、腰痛、肾虚牙痛。

冬季到了，冷风一吹，很多人常常会感到胃部不适，甚至出现冷痛的感觉，这个时候喝点桂花茶，就能够很好地缓解症状。

现在很多药店、超市都有卖干桂花的，大家可以自己在家做桂花茶。将七到十朵干桂花加入适量的红茶中，再放点红糖，以热水冲泡就可以了。

这个方子里，桂花性温、味辛，入肺、大肠经，煎汤、泡茶内服，有温中散寒、暖胃止痛、化痰散淤的作用。红茶性温，有暖脾胃、助消化的功能，可以激发食欲；红糖具有益气养血、健脾暖胃、祛风散寒、活血化淤之效，特别适于产妇、儿童及贫血者食用。

另外，取干桂花 1 克，茶叶 2 克。将干桂花、茶叶放入杯中，沸水冲泡五分钟，每天早晚各饮一杯，具有强肌滋肤、活血润喉的功效。对于皮肤干燥、声音沙哑、牙痛等症效果特别好。

再者，取桂花数朵、精盐一小匙、冰糖一小匙。把桂花用盐水反复清洗、沥干；然后将桂花放入杯中，冲入滚水，加入冰糖，盖上杯盖，焖三分钟，掀盖则香味溢出。这道茶有化痰散淤、治咳嗽的作用。

古代的名贵香水——蔷薇水

蔷薇水是一种香水的名字，很多人可能对此比较陌生，但是，我想说的是，陌生源于名贵。

蔷薇水在唐宋时期曾非常流行。南唐张泌在《妆楼记·蔷薇水》中记载："周显德五年，昆明国献蔷薇水十五瓶，云得自西域，以洒衣，衣敝而香不灭。"

宋代蔡绦《铁围山丛谈》中提到："旧说蔷薇水乃外国采蔷薇花上露水，殆不然，实用白金为甑，采蔷薇花蒸气成水，则屡采屡蒸，积而为香，此所以不败，但异域蔷薇花气馨烈非常，故大食国蔷薇水虽贮琉璃缶中，蜡密封其外，然香犹透彻闻数步，洒着人衣袂，经十数日不歇也。"

《册府元龟》中也说："周世宗显德五年九月，占城国王释利因德漫遣其臣萧诃散等来贡方物，中有洒衣蔷薇水一十五琉璃瓶，言出自西域，凡鲜华之衣以此水洒之，则不黦而复郁烈之香连岁不歇。"

蔷薇水到底有多香呢，我们来看看古人是怎么说的吧。宋陈敬《香谱》中说："沉香不拘多少，剉碎，取有香花蒸，茶蘼、木樨、橘花或橘叶，亦可福建茉莉花之类，带露水摘花一盌，以甆盒盛之，纸盖入甑蒸食顷，取出，去花留汁，汁浸沉香，日中暴干，如是者三，以沉香透润为度。或云皆不若蔷薇水浸之最妙。"

这里所说的蒸花取汁，其汁，便是香水。而其中提到，把橘花、茉莉花、沉香等进行蒸馏后所取出来的香水，都比不上蔷薇水美妙。

另外，在《西域番国志》有这样的记载：到蔷薇盛开的季节，有钱的人家花香四溢，他们把蔷薇花放在席上几上，让它的香味弥漫开来。等到香味变淡后，又盛放在容器内，蒸出花汁，洒在衣服上，香味经久不衰……

蔷薇水是从蔷薇的花瓣中用蒸馏水提取出来的，它淡雅、沁人心脾，在阿拉伯市场上独领风骚，海湾附近地区的蔷薇水曾行销世界各地。

可做调料可入药的阿魏

曾经有句流传至广的谚语，叫做"黄芩无假，阿魏无真"。这句话的意思是说，黄芩遍地都是，非常普遍，所以在药材行里买黄芩不会买到假货。但是相比起来，阿魏就太名贵了，市场上都买不到真的。

据说阿魏能治疗很多疾病，是灵药，但是它非常稀有，很难找到，再加上多数人没见过，所以过去药店里的阿魏多是假的。

阿魏胶具有药用价值，是治疗风湿性关节炎、胃病的良药，民族医药中使用较多。

　　早在唐代医书中就有对阿魏的记载了，历代医书中也都记载了阿魏的药用价值。解放前新疆阿魏不为世人所知，国内制药用的阿魏胶全部从伊朗、阿富汗进口。

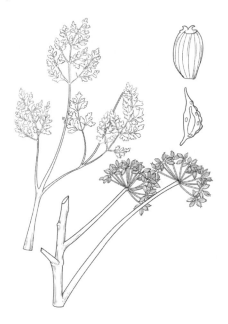

　　阿魏本身可作蔬菜、调味品和药物，助消化、健胃，能治皮肤红肿。其根为回回茶饭所用香料之一，味辛温，主杀虫，去臭，腌羊肉香味甚美，有强烈蒜臭味，苦、辛，温，归肾、胃经，具有消积、散痞、杀虫的功效，可用于肉食积滞，淤血癥症，腹中痞块，虫积腹痛的治疗。

散寒健胃的胡椒

　　胡椒为胡椒科植物胡椒的果实，主要产于阿拉伯国家、非洲、印度及东南亚一带，唐时传入中国。《酉阳杂俎》云："胡椒，出摩伽陀国，呼为昧履支。其苗蔓生，茎极柔弱，叶长寸半，有细条与叶齐，条上结子，两两相对，其叶晨开暮合，合则裹其子于叶中，子形似汉椒，至辛辣，六月采，今人作胡盘肉食皆用之。"

胡椒性味辛热，《唐本草》中说它：味辛，大温，无毒。具有温中、下气、消痰、解毒的作用。

曾经有科学家对胡椒的营养成分进行了分析，发现它有六大功效：

1. 胡椒的主要成分是胡椒碱，也含有一定量的芳香油、蛋白质、脂肪及可溶性氮，能去腥、解油腻、助消化。

2. 胡椒的气味能增进食欲。

3. 胡椒性温热，对胃寒所致的胃腹冷痛、肠鸣腹泻有很好的缓解作用，并可治疗风寒感冒。

4. 胡椒有防腐抑菌的作用，可解鱼虾肉毒。

5. 黑胡椒的辣味比白胡椒强烈，香中带辣，去腥提味，更多用于烹制内脏、海鲜类菜肴。

6. 白胡椒的药用价值较大，可散寒、健胃等，可以增进食欲、助消化，促发汗，还可以改善女性白带异常及癫痫症。

对胃肠道好的小茴香

茴香干燥的果实细小如稻谷，又被称作小茴香或谷茴香，是烹煮肉类时常用的调料，在制作卤鸡、卤鹅、酱牛肉、酱羊肉等卤味和酱味食品中更是必用之品。

小茴香是大家都很熟悉的香料，但是很多人不知道，小茴香也是一种很好的回药。

关于茴香名称的由来，梁代陶洪景曾说："煮肉者，下少许，即无臭气，故曰'回香'。"

小茴香除作调料外，还可入药，主要是为了祛寒止痛、理气和胃。对寒湿、气滞引起的子宫虚寒、腰背冷痛、肚腹胀满、大便溏稀及疝气等有很好的疗效，临床多与肉桂、沉香、乌药等温中、理气药物合用。治疗妇女因贪风受凉、冒雨涉水及气滞等原因造成的痛经，可在月经前三天用小茴香 15 克研末冲服，连服三日，能起到温经祛寒、行气止痛的作用。

小茴香又能理气和胃，如遇胃寒呕吐、食欲不振、胃脘胀痛者，可与干姜、木香等配伍使用。慢性胃炎、胃及十二指肠溃疡的病人表现出胃脘冷痛、喜温、畏寒肢冷等症状的，可用小茴香 100 克、生姜 200 克同捣，再炒黄研末，每天早晚用小米汤送服 10 克。

把小茴香炒热，装入布袋中温熨胃脘和小腹，对上述胃痛、寒凝引起的腹痛及痛经都有良好的止痛效果。

现代医学研究表明，小茴香治疗胃肠道病症的机理在于里面含有丰富的茴香油，该物质能刺激胃肠道蠕动，可帮助排除气体、减轻疼痛。茴香油中的茴香醚成分还有抗菌功效，可帮助杀灭胃肠道中的有害病菌，促进炎症及溃疡的痊愈。

解肉毒祛寒邪的草果

草果是姜科豆蔻属植物草果的果实，别名草果仁、草果子。味辛，性温，无毒。入脾经、胃经。具有燥湿除寒、祛痰截疟、消食化食的功效。

平常，百姓家里在炖制羊肉或制作卤水的过程中，常常可以看到草果的身影。但是，草果除了用作香料，还是一味重要的药材，它具有防治胃寒呕吐、促进消化和解毒的作用。

其实，肉类对于人来说都是有"毒"的，只不过毒性有大有小。草果可以去除腥味，还可解除动物毒性，如羊肉、鱼虾毒等。

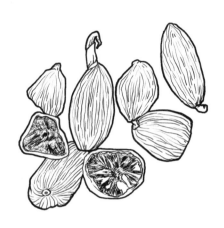

除了解毒这一"特异功能"外，草果还有一些常规疗病招数。医书记载：草果具有燥湿除寒、祛痰截疟、消食化乱，治疟疾、痰饮痞满、脘腹冷痛、反胃、呕吐、泻痢、食积等功效。简单说，就是具有止痛、防治胃寒呕吐，促进消化的作用。

大家可能不知道，草果的价格比较高，除了它有独特的功效外，还因为它的生长周期较长。草果要3～4年开花结果，6～7年进入盛果期。当果实变为红褐色而未裂时采收，晒干或微火烤干，晾晒5～7天，使之逐渐变为褐色，味浓香，果实坚实，即为上品。品质以干爽、个大、均匀饱满、色褐红、味辛辣、把短者为佳。

需要提醒大家的是，草果是温性药材，主要打击的敌人是寒邪，所以，如果身体里有寒邪的话，用草果的效果才会比较好。

能治疗脾胃湿寒的砂仁

砂仁最早见于《药性论》，又叫缩砂密。《海药本草》中说它"生西海及西戎等地，波斯诸国。多从安东道来"。

砂仁味辛、性温，归脾经、胃经、肾经，具有化湿开胃、温脾止泻、理气安胎的功效。

《本草经疏》中说，砂仁"气味辛温而芬芳，香气入脾，辛能润肾，故为开脾胃之要药，和中气之正品，若兼肾虚，气不归元，非此为向导不济"。

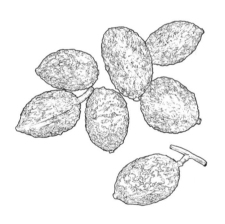

关于砂仁，有一个美丽的传说。传说很久以前，广东西部的阳春县发生了一次范围较广的牛瘟，全县境内方圆数百里的耕牛，一头一头地病死，唯有一个村庄附近的耕牛没有发瘟，而且头头体强力壮。

当地几个老农感到十分惊奇，便召集这一带的牧童，查问他们每天在哪一带放牧，牛吃些什么草。牧童们都说："我们放牧的地方生长着一种叶子散发出浓郁芳香、根部发达、结果实的草，牛很喜欢吃。"

老农们听后，就和他们一同到那个地方，看见那里漫山遍野生长着这种草，将其连根拔起，摘下几粒果实，放进嘴里一嚼，一股带有香、甜、酸、苦、辣的气味冲入了脾胃，感到十分舒畅。大家品尝了以后，觉得这种草既然可治牛瘟，应该也能治人病。所以就采挖了这种草带回村中，一些因受了风寒引起胃脘胀痛、不思饮食、连连呃逆的人吃了后，效果较好。后来人们又将这种草移植到房前屋后进行栽培，久而久之它就成为了一味常用的中药——砂仁。

砂仁是比较普通的药材，比如呃逆的人，可以细嚼 2 克砂仁，每天三次，一般一天就有效了。对寒湿伴痰滞脘痞者疗效更佳。

肉菜里不可缺少的香料——胡荽

在我小的时候，最快乐的一件事情是在羊肉汤里放生香菜，喝下去满口清香。纯粹的肉香味过于油腻和放荡，加入香菜后就会变得油而不腻，放而不荡。

胡荽就是我们常说的香菜，由于它是张骞出使西域时引入的，故名胡荽。它的嫩茎和鲜叶有种特殊的香味，常被用作菜肴的点缀、提味之品，是人们喜欢食用的佳蔬之一。

香菜中含有许多挥发油，其特殊的香气就是挥发油散发出来的。它能祛除肉类的腥膻味，因此在一些菜肴中加些香菜，即能起到去腥膻、增味道的独特功效。

香菜提取液具有显著的发汗清热透疹的功能，特殊香味能刺激汗腺分泌，促使机体发汗、透疹。

另外，它还具有和胃调中的功效，香菜辛香升散，能促进胃肠蠕动，具有开胃醒脾的作用。

回医认为，香菜辛温香窜，内通心脾，外达四肢，辟一切不正之气，为温中健胃养生食品。日常食之，有消食下气、醒脾调中、壮阳助兴等功效，适于寒性体质。胃弱以及肠道壅滞者食用，可消除胃脘冷痛、消化不良、麻疹不透等症状。

香菜传入中国后，民间主要用作调味，比如兰州牛肉拉面和西安羊肉泡馍，非香菜不正宗。因为香菜带有刺激性的特殊清香气味，被道家列为五荤之一，并被当做驱邪镇鬼的法宝。香菜还有颇高的药用价值，李时珍在《本草纲目》中说，香菜可消谷，补虚，治五脏。

香菜一般作调料，但不可多食。我国的名医华佗认为：患口臭、腋臭、龋齿、疮疡的人，不宜吃芫荽，吃了反而会加重病情。芫荽就是香菜，可见这个菜不是谁都能吃的。

香中之冠梅花冰片

梅花冰片，又叫冰片、龙脑、结片、片脑、龙脑香、梅片等，是从龙脑香的树脂和挥发油中取得的结晶。由于它多为半透明的并且像梅花瓣一样的块状、片状结晶体，所以古人形象地称它为梅花冰片。

梅花冰片具有独特的香味，《本草图经》里说道："唐天宝中，交趾贡龙脑，皆如蝉蚕之形，彼人云老根节方有之，然极难得。时禁中呼为瑞龙脑，带之衣衿，香闻十余步外，是后不闻有此。"它大概的意思是说，唐朝天宝年间，交趾国进贡了龙脑，非常名贵，也非常难得。有人把它放在衣袋里，十步之外都能闻到它散发出来的香味。

梅花冰片具有开窍醒神、清热止痛的功能。主要用于热病神昏、惊厥、中风痰厥、气郁暴厥、中恶昏迷、目赤、口疮、咽喉肿痛、耳道流脓等。为外科、眼、喉诸证常用的药物。

这一点，在《本草经疏》中有详细的记载。其中说道："冰片，其香为百药之冠。凡香气之甚者，其性必温热，李珣言温，元素言热是矣。气芳烈，味大辛，阳中之阳，升也散也，性善走窜开窍，无往不达，芳香之气，能辟一切邪恶，辛热之性，能散一切风湿，故主心腹邪气及风湿积聚也。耳聋者窍闭也，开窍则耳自聪；目赤肤翳，火热甚也，辛温主散，能引火热之气自外而出，则目自明，赤痛肤翳自去，此从治之法也。《别录》又主妇人难产者取其善走，开通关窍之力耳。"

这句话的大意是说，冰片，它的香味在草药里是首屈一指的，由于太香了，所以药性温热，具有辛香走窜的作用，可以散风湿之邪、开窍、明目、醒脑等。

香彻九天的木香

木香是菊科植物云木香和川木香的通称。木香，原名蜜香，这是因其香气如蜜之故，由于沉香的别名中，已有蜜香之称，为防止混淆，因而改称为青木香。又因中药马兜铃之根也叫青木香，遂又改称木香为广木香或南木香。

七里香、十里香均是木香的雅号，日本《和汉药考》中还有大绿通之名。

它还有一个名字叫五香，《三洞珠囊》中说："五香者，即青木香也，一株五根，一茎五枝，一枝五叶，叶间五节，故名五香。"

五香的确很香，《金光明经》说"其香气浓郁，药中有此一味，则煮之香闻满屋"，甚至还说"烧之能上彻九天"。

相传清代光绪年间，山西道监察御史李慈铭临窗办案，由于过度疲倦，不觉伏案而睡，受窗外风寒，醒来后即感全身不适，肠鸣腹泻。请来医生诊治，医生问明病情后说："李大人不必担心，此病极易治愈。"于是取出一瓶药丸，让他用浓米汤送服20粒，不久遂愈。

李慈铭问医生用的什么药，医生回答："在大人洗砚池旁，有一种植物叫木香，用其根与黄连做成药丸，即大人所服之药。"

后来，在洗砚池畔，果见木香盛开，其香气确实沁心润肺。李乃光绪进士，著名文学家，兴奋之际，乃作诗一首："细剪冰蘪屑麝胎，双含风露落琼瑰。分明洗砚匀笺侧，长见笼香翠袖来。"诗中用白色的蘪芜和麝香的细末来比喻木香的香浓之气。

木香毕竟属辛香耗散之品，虽为常用，但需注意：一不可过滥，二不可过量，滥用必致其害，过量必伤正气。

祛除一切不正之气的安息香

安息香这个名字听起来很美，它是安息香树的树脂。我们见到的成品都是一块一块的硬疙瘩，有红棕色的，有黄棕色的，样子没什么美感。

安息香性温，味辛、苦，归心、肝、脾三经，具有抗菌、收敛、祛肠胃胀气、除臭、利尿、化痰、镇静、治创伤的作用。

安息香气味芳香、辛温行散，走窜，可避一切不正之气。可用于中风；或感受时行瘴疠之气；或秽浊之气导致的气郁闭塞，蒙蔽神明；或中焦气机逆乱，清浊相干，升降失常。

清热解毒的花中祥瑞——瑞香

瑞香产中国，是中国传统名花。瑞香早春开花，香味浓郁。宋《清异录》记载："庐山瑞香花，始缘一比丘，昼寝磐石上，梦中闻花香酷烈，及觉求得之，因名睡香。四方奇之，谓为花中祥瑞，遂名瑞香。"

瑞香的根、茎、叶、花均可入药。它性甘无毒，具有清热解毒、消炎去肿、活血去淤之功能。能缓解痉挛，止痛，祛风除湿，治急喉风、手脚麻木、冻疮、烧伤。

民间常用瑞香鲜叶捣烂治咽喉肿痛、牙齿痛、血疔热疖，擦涂可治无名肿毒及各种皮肤病。

通窍辟秽的苏合香

苏合香，是金缕梅科野茉莉属苏合香树的脂液炼成的香脂，因产于阿拉伯南部的苏合国（今也门的席赫尔）而得名。

西汉元封年间以涂魂香之名进入长安宫廷。在唐代《大秦景教流行中国碑》中，苏合香又称为返魂香。

根据《唐本草》的记载，唐代进口的苏合香，以"紫赤色与紫真檀相似，坚实极芳香，性重如石，烧之灰白者好"。

古籍中对苏合香的记载有很多，《后汉书》上说"出大秦国"。《本草图经》上说"药中但用如膏油者，极芬烈"。《传信方》中说苏合香"皮薄，子如金色，按之即小，放之即起，良久不定如虫动，气烈者佳也。如此则全非今所用者，更当精考之"。

苏合香是临床常用的回药，能够通窍、辟秽、开郁、豁痰。临床常用于治猝然昏倒、痰壅气厥、惊痫、温疟、心腹猝痛、疥癣、冻疮等。

消除炎症和水肿的没药

没药是古代西方最重视的香料之一，以阿拉伯地区及非洲东北部出产的最为著名，味芳烈而苦，具有散血去淤、消肿定痛的作用，主治气喘、脚气、闭经、支气管炎、鼻塞、感冒、咳嗽、腹泻、消化不良、胃胀气、牙周炎、痔疮、老化现象、口腔发炎、皮肤病（湿疹、钱癣、外伤）、食欲不振、阴道炎等。

没药给我的感觉一直很神秘，古埃及人在制作木乃伊时，会把包裹木乃伊的绷带浸入杉木和没药的精油中，杉木精油能完好地保存肉身不腐坏，没药精油则完好地保存灵魂和心智，以便坠入轮回时仍保有最初的感动和爱。

用没药水漱口可以治疗口腔溃疡，可那种味道不是每个人都能接受得了的。但没药的药效是绝对不容怀疑的，一般使用两天，溃疡就能收口。

除了治疗口腔溃疡外，没药精油还有控制感染、消炎、除臭的功能，能对抗妇女生殖泌尿系统的感染，是以坐浴的方式来治疗妇科感染的最佳方案之一。

没药精油对于咽炎和牙周炎也极具功效，是许多药用牙膏和牙科药膏的主要成分。

此外，如果夜晚水喝得太多了，早上起来皮肤水肿，只要滴一两滴没药精油在化妆水中，就有干化过多组织液的效果。

另外，没药精油能创造内在的平静。这种平静是来自深层次的，能抚慰灵魂，同时也能使我们在心灵的平静中更加睿智。

美容美发香料——白芷

白芷最早记载于《神农本草经》中，书上说白芷能"长肌肤，润泽颜色，可做面脂"，是历代医家都喜欢用的美容佳品。

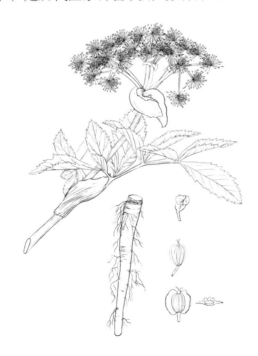

白芷，又名香白芷，能祛风解表、散寒止痛、除湿通窍、消肿排脓。现代药理研究证明，白芷除了具有解热、镇痛、抗炎等作用，还能改善局部血液循环，消除在组织中过度堆积的色素，促进皮肤细胞新陈代谢，进而达到美容的作用。

《御香缥缈录》中记载，慈禧到老年时，肌肤仍然白嫩光滑如少女一般。但慈禧年轻时的肤质并不是很好，为何到了老年却有了相当大的改善呢？

其实这全靠御医们常年坚持不断地调理。而在众多美容秘方中，白芷也是常用的一味。如御医李德立、庄守和等参考金代宫廷女子洗面的八白散制成的玉容散，其中白芷就是主药。

另外，在历代供皇帝、妃嫔以及达官贵人与其亲属使用的美容药物中，一般都少不了白芷，而白芷的美容功效也是最为人称道的。

古方中常用白芷治疗粉刺、酒糟鼻、雀斑以及面部黄褐斑等，如《御药院方》中的御前洗面药、皇后洗面药，《千金要方》中的千金洗面药，都是以白芷作为润色药物使用的。

白芷也是一味止痛的良药。宋代汉阳史君王理所著的《百一选方》中收录了一个中成药——都梁丸，就是香白芷炼蜜而成。

关于都梁丸还有一段传奇故事。北宋初期，有一南方富商的女儿，年方二八，患痛经症，每逢行经即腹部剧痛，甚至昏厥不省人事。虽遍访当地名医，疗效甚微。为治好千金之疾，富翁携爱女带佣人日夜兼程前往京都寻找名医。赶至汴梁，适逢女儿经期，腹痛顿作，呼天唤地。正巧，一采药的老翁路过闻之，仔细询问病情后，从药篓中取出白芷一束相赠，嘱咐以沸水洗净，水煎饮用。富翁虽半信半疑，但又无药可施，只好就地炮制，一煎服而痛缓，二煎服而痛止，又服数煎后，再次行经时，仍安然无恙。从此，白芷一药，在百姓中广为流传，后有人先把白芷用沸水泡洗四五遍，等干后研末，炼蜜为丸。因香白芷在京都汴梁觅得，故取都梁为名。

再者，白芷也是一味调料，与其他香辛调味品配合，可作为调料食用，有去腥增香的作用，许多名菜，如周口回民烧鸡、山东清真聊城熏鸡以及保健药膳川芎白芷鱼头中，均有添加。

白芷还有美发、香身、健齿等功效，治疗皮肤瘙痒、疥癣脚气，还可制成驱脚气露、防晒露、白芷洗发香波等用品。洗发香波和洗头膏，可以防治头癣、头皮屑等疾患。

神圣的祈福之香——檀香

檀香，一种古老、神秘的珍稀树种，在宗教领域里被誉为神圣之树；在风水学里被誉为招财之树；在历史上，由于象征着权力和地位而被誉为皇室之树；在现代市场经济里被誉为黄金之树。

4000 多年以来，檀香在宗教仪式中被赋予了不可替代的神圣用途。虔诚的人们在宗教仪式中点燃这种贵重芳香的小块香木或含有檀香成分的香烛祈福……而用檀香木雕刻而成的雕像，则能聚集天灵地气，使人在祥和平静的香气中达到与万物息息相通、相互聆听的目的。

檀香是名贵的药材，具有行心温中、开胃止痛的功效。主治寒凝气滞、冠心病、心绞痛、腹痛、胃痛少食、性病等，可以消炎、抗菌、抗痉挛、催情、收敛、镇咳、清热润肺、消胃胀气、利尿、治疗皮肤病、止血崩……近年研究出它可以抑制癌细胞的生长，因而更加受到关注。

檀香的气息宁静、圣洁而内敛，给人以心悦诚服的王者之感。它独特的安抚作用可以清心、宁神、排除杂念，对冥想和入静很有帮助，因而被广泛用在宗教仪式中。在东方一切最隆重的皇家庆典里，檀香是必不可少的物品，它代表专注的意念和最至诚至圣的愿望。

檀香木材是贵重的工艺材料。它木质细致，香味恒久，防虫防腐。其质量仅次于象牙，多用于雕刻雕像、人物和大象等动物造型，制作檀香扇、珠宝箱、首饰盒、拐杖等。

从檀香木中提取的檀香油相当昂贵，也是配制其他各种高档香水、香精必备的基础定香剂，被广泛应用于化妆品、日用品、宗教用品，甚至保健食品中。

适合居家保健的平民香药——艾草

我国民间一直有一个说法，阴历五月为恶月，在端午这天，各家门前窗台都要插上新鲜的艾叶，小孩子还兴戴装满雄黄和香料的香袋，手腕和脚脖上戴上五彩丝线，寓意避除鬼怪，抵防恶气，驱邪避瘟，祈吉求福。

这么做其实是有一定科学依据的，端午节本身就意味着夏季来临，天气将变得炎热、潮湿多雨，细菌的滋生繁殖达到一年中的最高峰。选择在门上挂艾叶，是因其芳香气味可驱逐蚊蝇，清洁空气，消除病毒，保持居室卫生，保护全家的健康。鲜艾草还有一种药香，芳香辟秽，如果戴在身上也能驱避湿气和瘴气。

作为药材，艾叶味苦、辛，性温，归肝、脾、肾经，能理气血、温经脉、逐寒湿、止冷痛。

现代医学的药理研究表明，艾叶是一种广谱的抗菌抗病毒药物，它对很多细菌和病毒具有抑制和杀伤作用，对呼吸系统疾病有一定的防治作用。

《本草从新》说："艾叶苦辛，生温，熟热，纯阳之性，能回垂绝之阳，通十二经，走三阴，理气血，逐寒湿，暖子宫……以之灸火，能透诸经而除百病。"说明用艾叶作施灸材料，有通经活络、祛除阴寒、消肿散结、回阳救逆等作用。

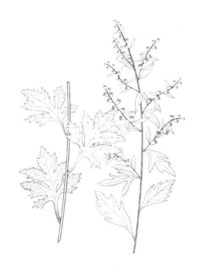

灸用艾叶一般以越陈越好，故有"七年之病，求三年之艾"的说法。

如今，艾叶针灸、艾叶 SPA、烟熏、外洗等方法逐渐成为人们使用艾叶最为普遍的方式，通过这些方法可达到减肥、美容、保健、杀菌的疗效。

艾草被加工成艾条、艾叶、艾绒等多种式样的商品推向市场，以便满足人们方便快捷地使用艾草、更全面地利用它的价值的需要。

夏天消暑找藿香

藿香，又称土藿香、大藿香。生于山坡、山沟溪流旁或灌木丛间，野生或半野生，为一种药食兼用、多年生草本植物，高达 40～100 厘米，全草有强烈芳香。藿香味辛，性微温。归肺、脾、胃经。

藿香茎叶含挥发油，油中主要成分为甲基胡椒酚、茴香醛、茴香醚等，可提取芳香油。中医学上以茎叶入药，有健胃、止呕、化湿、醒脾、发汗等效。用于夏令感冒，寒热头痛，胸脘痞闷，呕吐泄泻，妊娠呕吐，鼻渊，手足癣。

夏季炎热，经常会出现头痛发热、胸闷腹胀、呕吐、泻痢等症。暑热病邪是引起中暑的外因，而正气不足则是导致外邪侵袭而发病的内因。

藿香正气类方药是临床常用的中成药，出自宋代《和剂局方》，方由藿香、苏叶、茯苓、白芷等药物组成，有解表化湿、理气和中之功，多用来治疗发热恶寒、头痛、胃痛、胸满恶心、呕吐、腹泻等，为夏秋季节常用的中成药。藿香正气类方药是我国医学宝库中不可多得的千古良方。

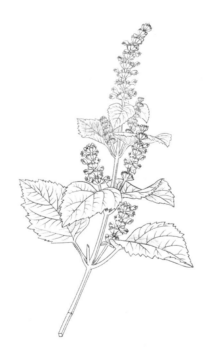

现代医学研究证实，藿香正气类方药能解暑防暑、保护胃黏膜、促进胃液分泌、解除胃肠痉挛、增强消化力，治疗腹胀、腹痛、反胃、腹泻，它还具有抗菌抗病毒、抗过敏、解油、解辛辣、解热、镇痛等作用，所以服用藿香正气类药物不但对旅游肠胃病、应酬肠胃病、日常消

化不良有很好的疗效，也适用于感冒、空调病、时令性疾病、过敏性疾病、中毒性疾病、皮肤病等。

在湿气比较重的广东深圳、四川重庆一带，很多人都把服用藿香正气液当成了日常生活习惯的一种，感冒了不舒服、日常肠胃不舒服，各种身体上的不适都离不开它，大家都切身体验到了它的种种好处。

而食用鲜藿香，也是很多地方民间的习俗，如四川用藿香做有名的美食藿香鲫鱼，南通人用藿香包饺子等。

可见，藿香以及藿香正气类方药，已成为我们中国人养身保健、防病治病的绿色佳品。

外伤问题的好帮手——松香

松香是一种古老中药，又叫松膏、松脂、松胶、黄香，具有祛风燥湿、生肌止痛的功效，适用于痈疖疮疡、湿疹、外伤出血、烧烫伤等。

松香是松科植物马尾松及其同属植物树干中取得的油树脂，经蒸馏除去挥发油后遗留的块状物。常温下呈不规则半透明状，表面淡黄色，质坚而脆，具松节油香气。其性味苦、甘温、无毒，归肝、脾、肺经。

最早记载该药的《神农本草经》认为其"治痈疽恶疮，头疡白秃，疗瘊风气，并安五脏，除热，久服可轻身不老延年"。历代许多医籍如《千金方》《卫生宝鉴》《圣惠方》等还都记载了一些验方。

现在公认松香有燥湿杀虫、拔毒生肌、止痒止痛的功能，为外科常用的外用药，常研末外敷，或制成油膏敷贴，或调成糊状外涂。取松香、明矾等量，共研细末，用麻油调成糊状，外涂，可治疗毛囊炎。有化脓性皮肤感染（黄水疮等）时可以把20克松香研末，放到鲜大葱叶管里，两头扎紧，放锅内，加水煮沸十分钟，取出放冷水里，等松香凝固，剥去大葱叶，把松香碾碎成粉，撒在疮面上，每天一两次。

松是常青树，因而是长寿的象征。事实上，古人确有食松（包括松子、松脂、松叶等）以延年的习惯。现代药理研究也证实，松叶松脂能抗衰老、降血脂、降血压、软化血管，松子有通便、防皱美容、溶石等作用，可用来防治多种老年病。

肉豆蔻——冲冠一怒为香料

在我国，有句脍炙人口的诗句叫"冲冠一怒为红颜"，意思是说，吴三桂引清兵入关，主要就是为了他的红颜知己陈圆圆。但是，今天我要为大家讲一讲"冲冠一怒为香料"的故事。

中世纪的人们曾把肉豆蔻视为珍宝，只有少数人才买得起，在1284年，三只羊与一斤肉豆蔻的价格差不多。当时人们认为，肉豆蔻的奇异香味不但可以健胃还可以壮阳，能够用上肉豆蔻成为当时上流社会的一种象征。所以，谁获得香料，就能富甲天下，这样一来便赋予了肉豆蔻非凡的传奇色彩，达官贵人为争夺它曾发动了多次战争，即著名的香料争夺战。其中主要是四大香料：丁香、胡椒、肉桂、肉豆蔻，它们主要产自印度和亚洲的南洋诸岛。

元朝时的意大利人马可·波罗就是由陆上丝绸之路来到中国，又由海上丝路返回本国的，出版了《马可·波罗游记》，也叫《东方见闻录》，其中记载了沿途南洋和印度洋海上的许多香料之岛。他说："这个岛上生长着胡椒、肉豆蔻、熏衣草和世上所有的名贵香料。"于是，所有怀抱百万富翁之梦的人闻风而动，开始寻找香料岛，同时更刺激了欧洲人到东方去的强烈冲动。

当然，对于我们来说，肉豆蔻作为香料的功能很多人都知道。在西方，一直把香料当做珍品的欧洲人也有许多使用肉豆蔻的方法。英国人把肉豆蔻加在米糕、蛋挞和乳制品中；法国人常在糕饼、肉馅饼和香肠中放入肉豆蔻调味；意大利人则特别钟爱加入肉豆蔻酱汁的小牛排；荷兰人做的炖菜料理，更少不了肉豆蔻。

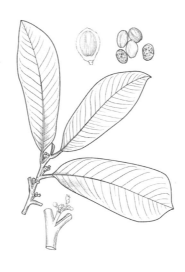

在东方，我们认为肉豆蔻温中行气，能涩肠止泻，开胃消食。食疗便成了肉豆蔻又一受欢迎的原因。肉豆蔻能开胃助消化，作为作料能刺激肠胃，使人食欲增加；肉豆蔻可辟腥去异味，鱼虾、羊肉等有腥味的食材，在烹调过程中肉豆蔻功不可没；肉豆蔻可在烘烤中增加香气，特别适合撒在点心原料里，例如制作甜面包、蛋糕、布丁、饼干、水果派和油炸面包圈；肉豆蔻使汤更可口，一撮肉豆蔻粉随意地撒在汤里，汤味就变得更加香甜。

需要注意的是，肉豆蔻含有肉豆蔻醚，湿热泻痢及阴虚火旺者不宜食用。同时，普通人食用肉豆蔻的量也不能过大，过量摄取肉豆蔻会引起中毒反应，出现昏迷和惊厥。

此外，肉豆蔻与铜相遇，会导致效果降低和毒性反应增多，因此烹调过程中忌用铜材质的器皿。

肉豆蔻精油的主要功效是止痛、抗痉挛、止吐、抗菌、催情、利心脏、消肠胃胀气、通经、利分娩、利胃、补身。

食物里加肉桂可散寒止痛

无论东方还是西方，厨师一见到它就双眼发光，这就是肉桂。

肉桂即桂树的树皮，俗称肉桂、五桂皮等。肉桂的树皮、枝、叶用途很广，可作药用，可制香料，提炼桂油。

桂皮是重要的中药，自古以来与北方出产的人参、鹿茸齐名，有健胃、祛风、发汗、解热、利尿、止咳、治疗头痛等作用，也可用作矫味、防臭剂。

桂油也是肉桂树的产品，它是用桂树的嫩枝、叶子，加以蒸馏而提取的。桂油的药用价值也很高，主治昏迷、胎毒、风湿、头痛、刀伤跌打，能祛风、祛痰、健胃、止咳。此外，制作香皂、香水等化妆品和朱古力糖，往往也离不开桂油。

肉桂因叶脉如圭而得名。范成大《桂海虞衡志》曰："凡木叶心皆一纵理，独桂有两道如圭形，故字从圭。"

入药以皮厚如肉者佳，故名肉桂。肉桂味辛甘，性大热，归肾、心、脾、肝经，具有温肾助阳、引火归原、散寒止痛、温通经脉之功效。

对于因为脾胃虚寒出现的胃脘冷痛、腹痛腹泻，桂皮有很好的改善作用。又因香辣气厚，降而兼升、能走能守，所以我国很多地区把它当做一种调料，炒菜时加入少许，能够使菜味更加香味四溢，提高人的食欲，因此肉桂又是一种食疗佳品。

降血糖的香草——葫芦巴

葫芦巴是一种豆科植物，全株都有香气，因此它又叫香草。葫芦巴性温，味苦，全草都可入药，能温肾阳，润肺滋阴，祛寒，有补肾祛风、助阳止痛的作用，还能静脑安神、松弛神经、解除疲劳，常用于治疗阳痿滑精、腰酸背痛、少妇痛经、疝气偏坠、寒湿脚气等疾患。

香草秸秆和籽实有浓郁持久的香味，具有防腐、杀菌、清毒、驱虫、灭虱等特殊功效。民间常用来做枕芯、荷包及工艺品。香草的嫩茎、叶可以当菜吃，干的可以做烹饪的调料，加工后可做糕点、蒸糕、烙饼、糖果、饮料的加香剂。种子有咖啡色泽，呈黄褐色，可为咖啡的代用品；种子生产出的植物胶，广泛用于钻井和地质钻探。

有些人可能注意到了，在过去几年，以葫芦巴为主要成分的各种减肥、降糖和营养保健产品迅速风靡国际医药市场，并成为 21 世纪新型畅销商品之一。为何它会引起欧美各国的浓厚兴趣？

这一点可是咱们回回为之骄傲的事。

其实，早在两千多年前，阿拉伯国家的居民已开始将葫芦巴作为一种野生蔬菜食用。因其嫩茎叶可直接炒食（味道与我国常见的蔬菜豌豆苗相似），而种子（葫芦巴豆）经浸泡一两天后发芽即成为非常可口的豆芽菜。

阿拉伯人吃牛肉和脂肪的数量并不比美国等发达国家少，但糖尿病发病率却远低于美国。很久以前，欧美国家的研究人员就注意到一种令人费解的现象：广泛种植葫芦巴并将其作为蔬菜食用的阿拉伯国家的人群中，糖尿病发病率极低。

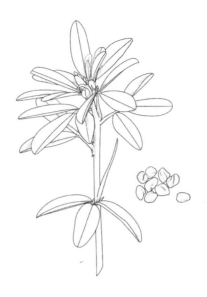

医药研究人员推测，这一现象肯定与阿拉伯国家人民经常食用某种食物有关。后经调查研究发现，阿拉伯国家人民常年食用葫芦巴类蔬菜，这正是预防糖尿病的最佳天然食物。

为此，欧美药理研究人员采集了葫芦巴的茎叶和葫芦巴种子，分别用水和乙醇浸泡，并将提取物分别喂饲给患糖尿病的小鼠。结果表明，无论葫芦巴茎叶还是葫芦巴种子的水提取物和乙醇提取物均有显著的降血糖作用。更令人鼓舞的是，长期喂饲葫芦巴提取物的小鼠均无中毒现象。

葫芦巴可生食，亦可熟食，做火锅原料、腌制食物等皆宜。葫芦巴也可做干菜，用水泡开，切成细丝煮汤，有一股独特的清香味，很爽口。

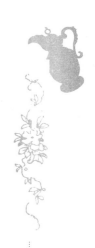

第四章

回族汤瓶八诊内病外治的香药热熨法

香药热熨法是种简单的外治法

香药热熨疗法在阿拉伯国家早就得到了广泛运用，古希腊、波斯、印度的人们都会在身体疼痛部位热敷香药，以达到止痛目的。

后来，随着阿拉伯与中国贸易往来的增加，香药热敷疗法在原有的伊斯兰医学基础上融合了中国的经络、脏腑学说，逐步形成了一套独特的内病外治的香药热熨法。

回族香药热熨法是将带有药效的香药加热（炒热或烘热）后，用醋炙的纱布包裹，沿着病人的异经奇脉与窍穴的走向进行热熨的方法。也可在患者疼痛部位上下左右来回熨帖，由于香药走窜性较强，同时配合温热刺激，能够迅速疏通经脉，使得气血流畅，脏腑血液充溢，从而达到去除病痛、濡养五脏的效果。

香药热熨法有以下几点作用：

1. 可加速血液循环，对四肢不温、畏寒怕冷、小腹冷痛，效果显著。

2. 可疏通经络，对因风寒湿邪引起的四肢痹痛、关节拘挛屈伸不利有很好的治疗作用。

3. 可治疗局部脏腑病症。如，女性宫寒导致的月经不调、不孕、面色萎黄，男性肾虚导致的腰酸背痛、尿频、尿急、性欲低下等。

香药热熨法的注意事项：

1. 根据病人不同病情，熨的部位不同，所以要先确定病人身体位置，一般有仰卧、俯卧、侧卧以及正坐等姿势。

2. 在熨帖过程中，务求患者舒适，速度要快慢适中，用力要轻重得益。

3. 熨帖包需准备两个，轮流交替熨贴，使药效能够持续。

4. 在熨帖之前，医者需调节好药包温度，检查药包有无渗漏，既要达到药效，又要使患者舒适。

5. 对皮肤过敏、发炎以及发烧的病人，均不适宜用香药熨帖法治疗。

产后腹痛用熏陆香（乳香）熨方

我有位年近半百的朋友两年前才觅得知音，前不久，他突然发来短信告诉我，他老来得子，我真替他高兴，立刻送去祝福。

但是没过几天，他就郁闷地对我说，距离他爱人生产已经有不短的日子了，但她的子宫仍感觉到一阵一阵的收缩，疼痛难忍，有时还伴有头晕、耳鸣的症状，吃一点东西就感觉到胸腹胀满，问我是不是要去大医院做个检查。

其实，这是典型的产后腹痛症状，是由于产后气血运行不畅、血流迟缓引起的。一般产妇感觉不出来这种产后宫缩疼痛，但对不止生产过一次的产妇来说由于多次妊娠，子宫肌纤维多次牵拉，复原较难，疼痛时间相对较长，且也剧烈些。

我这位朋友的妻子平时体质就弱，又是剖腹产，出现这种情况亦在情理之中。好在是初产妇，只要平常注意调理就可以缓过去。

我一方面建议他有病赶紧治，并且治病要到正规的医院，另一方面，也给他提供了一个方法：买一些乳香，用米醋浸泡，之后用干锅炒热，放入布袋，或者直接把醋浸的药放入布袋，在微波炉里高火加热一两分钟，取出后敷在小腹上。如果太热的话，可以用干毛巾垫上。平常闲着没事就拿着装有乳香的热布袋在疼痛处按摩按摩。这是一个非常简单实用的止痛方法，一剂药可以反复使用。

产后腹痛的主要病因是气血运行无力，从而使血流运行迟缓，在腹部产生凝滞，或者是受寒导致淤血停滞在宫胞内。总之，不管是虚证还是实证，关键在于两个字——不通。而乳香正是调气活血、定痛追毒的良药。醋作为传统中药炮制的液体辅料，在浸泡过后能够提高乳香有效成分的溶出，从而提高乳香散淤镇痛的功效。

如果你认为乳香只有这么一个好处，那就太小看它了。乳香别名叫熏陆香，气味芳香，性温味苦。《本草纲目》赞曰：乳香香窜，入心经，活血定痛，故为痈疽疮疡、心腹痛要药。

像平常户外活动，不小心出现跌打损伤，淤血肿块多日不下，可以用我刚才说的方法在肿块处敷熨。

久坐空调房的办公室白领，可以在晚上回家的时候照此法敷熨腹部，这样可以减轻妇女痛经等宫寒类疼痛。

如果两肩或膝盖经常疼痛，也可以用这个方法尝试一下，看能不能帮忙减轻痛苦。

所以，别看乳香这么一个不起眼的东西，却能在你被疼痛折磨得痛苦万分时，给你意想不到的镇痛效果。

这里我还是要强调几点，因为乳香会对胃肠产生刺激，所以当你需要热熨的部位是腹部时，胃肠不好的朋友还是不要尝试这个方法了。另外，皮肤过敏的朋友和孕妇，也不建议使用这种疗法。

顺心散熨方让心不再疼

中医理论中有十二经脉和奇经八脉，是决生死、除百病、调虚实的要道。回医则讲究异经奇脉，认为通过它们可以预防疾病，治疗疾病。其实，很多疾病在发病初期没必要拿大把大把的药往肚子里灌，利用经络和窍穴也可以治疗疾病，古代医学家很早就开创了针灸、砭术、气功导引等自然疗法，既方便又省钱。

下面我就介绍一个借用经络与窍穴治好心绞痛的病例。

上世纪90年代初，我曾在宁夏为部队战士做武术气功方面的训练，有位战士转业后自谋职业，开了一家广告公司。虽然他已经年过四十了，但我还是叫他小王。一转眼很多年过去了，有一天他看到宁夏电视台拍的一部介绍我的专题片——《印象宁夏》，根据电视上提供的线索，他找到了我。他来的时候我正好不在办公室，他就一边抽烟一边在大厅等。

我一回公司他赶紧跑过来拉住我的手说："杨老师我找你找苦了，这么多年我一直特别想见你。我现在身体很不好，你可得给我看看。"

我把他领进办公室，让他详细说说自己的症状。

"我这几天走路一快，胸口就疼，像被压着一样。特别是爬楼梯的时候，爬四层的楼梯就气喘吁吁，满头大汗。因为成天瞎忙，你教我的功也全忘了，这次专门来找你，还需要你指导啊。"

我问他胸痛的次数频繁不频繁。

他说："这个月才出现，一共才三四次。我觉得自己虚了，杨老师，您看给我开点什么补药？"

我指着他的肚子说："你这还用药来补吗？"

他笑了笑说："是，逃不过您的法眼，我每天在外有应酬，吃吃喝喝都成了我的负担了，有啥法子呢？在社会上就是这样的。"

我把他带到医院做了检查，结果跟我想的一样，是心绞痛。像他这个年龄段的成功男士，如果平常饮食不注意，还抽烟的话是很容易患上冠心病的。好在发现得早，胸痛还不是很厉害，使用外治疗法可以控制疾病进一步发展。

我给他抓了白檀香、炙乳香、川郁金、醋延胡、炙没药各12克，冰片2克，让他回家碾成细末，用锅干炒，用纱布包裹后制成香药包，沿手厥阴心包经走向进行热熨，然后取出药粉，用醋调和后涂抹在神阙穴和内关穴，用胶带固定贴敷 24 小时。并告诫他照此法坚持下去，直到病情有起色的时候再来找我。

古代医家治疗心绞痛必从脾胃论治，他们认为心绞痛的发生多是由脾胃失衡引起的。虽然心主血脉，但是只要脾胃运化与升清功能正常，血就会源源不断地生成，没有浊痰湿热之邪留滞于血管，心的功能就能正常。

上述药材大多有行气化痰、清心解郁之功效。之所以选择手厥阴心包经，是因为此经络起于胸中，出来归属于心包，药物进入经络时还可以"活跃"各窍穴。

选择在神阙穴与内关穴热敷，是想更好地发挥药物的作用。神阙穴即肚脐眼，是肉眼看得见的能连通内脏唯一的窍穴，药力可直接作用于脾胃。

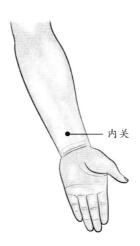

内关

内关窍穴在前臂正中，腕横纹上 2 寸处，是手厥阴心包经上重要的窍穴，热敷此穴对治疗胸肋痛、心绞痛有非常好的效果。

果不其然，几个月后他来跟我说自己的疼痛减轻了。这说明这个方法是非常有效的，完全控制了病情的发展。之后我又给他开了几个疗程的药并再三叮嘱，让他在日常生活上注意对疾病的预防。

烟也是一定要戒掉的，因为烟是致使冠心病猝死的主要诱因。平时保养好身体，有症状及早治疗，这就是健康生活的根本所在。

调理肠胃的交通警——蔻香行气散熨方

有个员工的孩子很可爱，这几天他总是用手拍着小肚子对他爸爸说："爸爸，我肚子胀得很难受。"他爸爸也不太懂，没把这事放在心上，以为只是吃多了撑的。

直到有一天他正在上班，他爱人突然打电话告诉他说："孩子一上午都在拉肚子，还哭着喊着说恶心想吐，拍拍肚子就像打鼓一样咚咚响。"他紧张了，这才把情况告诉我。

我问他："孩子是不是在家吃太多东西了？"

他说："我开始也这么想的，他妈说他这几天都不怎么吃东西，吃一点就说饱了，喊着肚子胀，经常打嗝放屁。"

我又问了问他家的生活情况，原来这几天气温比较高，家里晚上常开着空调睡觉，孩子嫌太热又不愿盖被单，肯定是肚子着凉了。

既然是肚子里的气不顺畅了，就需要一些行气的药物来帮忙。我让他回家准备小茴香 30 克，陈皮、白豆蔻各 15 克，研成细末，加热后用布袋包裹，放在肚脐上热熨。

这三味药都是理气药，小茴香具有散寒、止痛、理气的功效，陈皮有提高脾的运化能力和开胃的疗效，而白豆蔻主要是止呕的，三者相互为用，就像三个训练有素的交警，配合着治理我们腹中拥挤的交通。

第二天孩子的病情好转了，又坚持了几天，痊愈了。这个方法对治疗腹胀、腹满、呕吐、食欲不振效果很好。小孩大多怕打针怕吃药，特别是年龄偏小的孩子，给药尤其困难，选择在肚脐处热熨外治的方法，也省去了父母不少的麻烦。

从小父母就再三地叮嘱我们，千万不要用手抠肚子上的小洞洞，不然会进风。这个所谓的"小洞洞"就是肚脐。我前面也说了，肚脐是人体中唯一可以用手触摸、用眼看到的窍穴。

肚脐之所以叫神阙穴，是因为它有温通经络，调和气血的功效。药物易于通过脐部，进入身体，迅速布散于血液中。脐部是医家治疗腹泻的要地，这也是为什么上述方子要选择在此处热熨的原因。

肚脐是人体很重要的部位，它连接着人体的内脏，为内脏提供着氧气。如果用胶带把它贴住，就会便秘。

肚脐也是抵抗力最薄弱的部位，偶尔着凉就会引起胃肠功能的紊乱，致病菌也容易入侵。所以我们平时要注意保护它，气温较低时最好不要穿露脐装，就算穿了露脐装最好也别骑摩托车和自行车，睡觉时也别忘了给它盖上点。

另外，有些爱美的女孩，喜欢在脐部贴饰品，这样肯定会给我们的健康埋下隐患，等到三四十岁时各种问题就会找上你。

活血淤消膏熨方，治疗跌打小损伤

大家对金创药一定不会陌生，我们练武的人更是离不开它，跌打损伤用几次就好了，非常神奇。

在古代，伤人最多的应该算是冷兵器了，军队里的医官每天都在治疗箭伤、刀伤。但是军队里士兵那么多，战事那么频繁，这些医官纵是有三头六臂也治不过来，于是他们就发明了金创药，金指兵器，创即创口。每个士兵随身携带，受伤时在伤口处撒点药粉，再用布打成绷带，方便快捷。

后来这些以软组织为主的损伤就被统一称为跌打损伤了。跌打损伤这个名字最早出现于清代名医钱秀昌编著的《伤科补药》上，包括刀枪、殴打、闪挫、刺伤、擦伤、运动损伤等。

古人治疗跌打损伤分外治、内治两种，由于古代不稳定的用药环境，致使外治法受到了历代医家的推崇。在治疗时，多采用针灸、拔罐、热熨的物理疗法，再配以药物内服的方法，效果显著。

三七是治疗跌打损伤的第一圣药，但是上好的三七价格偏贵，性价比不是很高。其实大家有所不知，大黄也是活血消肿、散淤止痛的良药，且药力劲猛，号称将军。

下面我就向大家推荐一个活血淤消膏熨方，它对跌打闪挫引起的局部血肿、四肢关节脱位复位后的软组织肿痛，及骨折后淤血肿胀等症状都有很好的治疗效果。

此方选取大黄 500 克，配白芷、姜黄、乳香、没药适量研成细粉，放入铁锅炒热，在伤处热熨 30 分钟左右，然后取出药粉用白醋调匀，敷在患处，用绷带固定，每 24 小时换药一次。这一剂药研磨成粉后，可以用很长时间，非常实惠。

凉血化淤的大黄药力劲猛，配上性质温和的白芷、姜黄、乳香，采用传统医学的热熨疗法，特别适合用来活血消肿、散淤止痛。

其实热熨疗法是古人流传下来并在民间广泛应用的物理疗法。现代医学证明，热熨能够使皮肤和皮下组织的细小血管扩张，从而改善全身的血液循环并减轻内部脏器的充血，通过热和药物的共同作用，畅通经络，调和气血，改变机体的病理状态。

我楼下有一个爱打篮球的男孩子，经常不是崴脚，就是闪腰。有一次他的脚踝又肿了起来，很长时间还不能正常走路。

他母亲上楼向我寻求良方，我便向她推荐了这个方法。可见，这个方子在生活中的利用率还是挺高的，把它记下来，说不定什么时候家里人就用得着。

孩子拉肚子用暖脐散寒熨方

几乎每个孩子都不止一次地发生腹泻。宝宝们上吐下泻，夜夜啼哭，作为父母更是心急火燎，多方求医后一股脑地把每个医师开的药都吃一遍，结果非但没有控制住病情，反而对宝宝的健康造成了损害。

古代医学家认为，腹泻是因小儿的脾胃发育尚不完全引起的。母亲在哺乳时易把病菌带给孩子，引起肠胃紊乱，且小儿身体柔弱，易受风寒、暑湿等外邪入侵影响脾胃。先天脾胃不好，后天营养跟不上也会使脾胃虚弱。脾胃运化失职，就不能正常地消化水谷，从而导致了腹泻。

我在国外期间，就遇见了这样一件事：一个朋友的孙女，刚两周岁，患上了腹泻，几乎每天拉稀，没办法，只能用尿不湿兜着小屁股。她找了好几位当地医生看病开药，但每个医生都有自己的看法，有的让用抗生素，有的坚决不让用抗生素，她也不知道该听谁的好。最后这个方子用用，那个方子试试，结果几天过去了病情不但没有好转，反而越来越重了。

她听说我在这里休假，就急忙带着孩子来找我。经过辨证，我确认这个孩子是受风寒导致的寒性腹泻。我给她开了一个方子：吴茱萸5克、白胡椒3克、肉桂3克、公丁香10克、苍术9克，放入锅中干炒十分钟，然后用布包裹好，在小儿肚脐部位，以顺时针方向，热熨三十分钟左右。熨完了把药取出来，研成细末，填在孩子脐部，上盖纱布，第二天取出来。

过了一周，他打电话告诉我孩子的病已经好了，非常感谢我。我告诉他，他先前找的那些专家说的都是有道理的，只是医学是一门经验学科，每个人都有自己的一套方法，殊途同归。

在这个方子里我用了补火助阳的药物——吴茱萸、肉桂、白胡椒，还有以祛风散寒见长的苍术，公丁香可缓解腹部气胀，增加胃液分泌，增强消化能力，减轻恶心呕吐。

这些药物药力非常温和，对小儿的副作用很小。另外，鉴于小儿皮肤还很柔嫩，药物易被吸收，所以选择了热熨的方法，这个时候热熨外治往往比内治效果好。

那为什么要顺时针熨呢？

其实这是医学长期发展总结出来的经验，因为顺时针按摩是顺着结肠的走向，通过按摩刺激增加结肠蠕动。

其实，不伴有发热的单纯小儿腹泻并不是问题，反而是肠胃健康的标志。因为小儿的器官是全新的，稍微有病菌入侵就会引起肠道强烈反应，小儿通过腹泻排出细菌，身体在与疾病做斗争的过程就是胃肠道建立防御系统的过程，以后再遇见同样的病菌，身体对它就有抵抗力了。

作为父母，小儿出现腹泻的话先不要急，切莫自己先乱了分寸，要正确判断小儿腹泻的状况，如果只是单纯性的小儿腹泻，并不伴有发热等其他症状，父母大可不必太着急。

祛毒消痈熨方消除痈疽肿毒

蒲公英谁都知道，不是什么稀罕物，春暖花开后，不用到野外，就是居民区的绿地上也都能看到它们的身影。这样一种平凡的小草，却有着巨大的药用价值，只是城市里的人大多不知道怎么用罢了。

蒲公英是一味祛毒消痈的常用药，多用于治疗妇女乳痈。《唐本草》上就说它：主妇人乳痈肿。

前些日子，我就碰到一个患有乳痈的妇女，她的儿子还没满月，正值哺乳期。她乳房红肿疼痛，乳汁排出不畅，而且已经开始出现化脓的苗头。她非常痛苦，但又不敢吃药，怕对正在吃奶的儿子不好。因此我建议她用热熨疗法，因为热熨疗法是中医传统的外治疗法，操作简单，关键是副作用小。

我让她取 6 克蒲公英，再配 6～9 克槐叶萍，放到干锅里用盐炒热，取出后用布包裹，在肿痛部位的皮肤表面热熨。

古代医学家认为痈属阳证，多为湿热火毒蕴结、气血壅滞所致。而乳痈主要是因为产后恣意地吃肥甘厚腻的食物，致使胃热壅滞，就像在乳房下方有一个火炉烘烤着，气血在高热下运行不畅，最后导致乳络阻塞而发生臃肿。

在给她提供的这个方子里，蒲公英味甘、微苦，性寒，具有清热解毒、消肿散结的疗效。而槐叶萍味苦，性平，在清热解毒、消肿的基础上还有止痛的作用。两者配伍，一个为主，一个为辅，君臣相使。

选择用盐炒热是因为食盐不但可以引药下行，还可以凉血润燥，定痛止痒，可以缓解患者在疮口愈合时的瘙痒。这个方子她用了十来天，之后便发短信跟我说病已经好得差不多了。

这个方法不但对乳痈患者有奇效，每当碰见患有其他痈疽毒疮的病人来找我，我也向他们推荐这个办法。药物还是蒲公英、槐叶萍这两样，不同的只是量的增减。

另外现代医学证明蒲公英含有蛋白质、脂肪、碳水化合物、微量元素及维生素等，营养价值极高。到了有蒲公英的季节可以多采集一些放在家中，生吃、炒食、做汤、炝拌都可以，风味独特，关键是可以清除一整天的烦热，是身体健康的小保姆。

减轻脉管炎患者的疼痛——通脉热熨方

有些朋友时常会感觉到下肢无力，走一段路后小腿又酸又胀，停下来休息片刻就没事了，但是再走一段路后又会出现同样的情况，不定期的还伴有针刺或虫爬般的疼痛，另外四肢特别怕冷。出现这样症状的朋友，大概是患了脉管炎，应及时去医院检查。

脉管炎是发生于血管的变态反应性炎症，后期会出现肢体大面积的溃疡、坏死，弄不好要截肢。很多人因此认为脉管炎是不治之症，其实也并非如此。只要早期规范治疗，护理得当，患者完全可以正常生活。

我在中国宁夏伊斯兰医疗康复中心当主任时，每个星期都会随其他医师去查房，有一个病人30多岁时患了脉管炎，时间拖得比较长，每天都很痛，提出来让我给他看一看，其实是想让我给他开点止痛的药。这也可以理解，因为脉管炎后期皮肤溃疡不会愈合，疼痛剧烈，常令患者痛不欲生。医生建议让他转院截肢，但是他坚决不干，说还想好好地活上几年，见我回来了，想问问我有没有什么秘方可以帮助他缓解疼痛。

正好当时我老父亲在医院给我当顾问，他已经85岁了，可身体还特别好。老父亲选择了一个传统的热熨疗法，曼陀罗60克、曼陀罗子30克、川乌30克、白芷30克、细辛15克、紫草15克、花椒30克、地榆20克、红花20克、乳香15克、没药15克，将这些药同放于布包中，用锅蒸三十分钟，然后循脉管方向进行热熨。

在这个方子里，出现了大量止痛的药，像曼陀罗、曼陀罗子、川乌等。曼陀罗大家不会陌生，神医华佗的麻沸散的主要成分就是这味药，它有镇静、麻痹、止痛的功效。但是曼陀罗全草有毒，千万不能自己随意食用，要在药师的指导下正确使用。

按此方法使用后，他告诉我晚上已经能够入睡了，以前疼得根本没法睡觉，现在闲着没事还能出去遛遛。我见他疼痛暂时缓解了，建议他去趟大医院做系统治疗，彻底治愈才是最终的目的，他连连点头表示赞同。

　　患有脉管炎的人日常特别要注意护理。千万不要吸烟，吸烟后可使皮肤血管收缩，血流缓慢，手指、脚趾皮肤温度会明显降低。还要注意保暖，常用热水洗手洗脚，多运动，这些都可以改善血液循环。

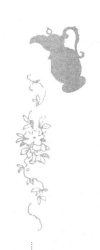

第 五 章

使用简便的汤瓶香药经脉贴

汤瓶香药经脉贴

汤瓶香药经脉贴作为汤瓶八诊脉诊的内病外治的一个主要治疗手段，已经沿用了很多年。对一些适应症，它有着独到的作用。

汤瓶香药经脉贴是根据阿拉伯的香药配方制成的。回族医学对香药的运用较为广泛，汤瓶香药经脉贴是以香药为主的外用药贴。为提高它的功效，现在多将经脉贴和远红外磁疗片配合使用。在治疗时，将汤瓶香药经脉贴粘贴于相应的经脉窍穴就可以。通过回族群众多年的使用验证，汤瓶香药经脉贴安全、易学、实用、有效的特点是毋庸置疑的，它不同于针刺疗法，不会给受治者造成创伤疼痛及任何不良及不适感觉。当然，因为不同的香药对人体经脉起到的影响也不同，所以经脉贴里的药物也不是一成不变的，不像很多人想的那样，拿一个现成的经脉贴就可以随便贴。

分清原因，贴好头痛（可选穴：太阳、印堂、合谷、劳宫、神门、足三里、涌泉）

大家可能会有这样的经验，有时无意中触到身体的某个部位，会感觉非常敏感，这些部位多半是我们的窍穴。窍穴是人体经络之气汇集的地方，也是疾病反映于体表的部位。

平常身体上的许多不适，就可以通过经脉贴的方法缓解治愈。我给头痛的病人治疗，多采用这个方法。把病人的太阳、印堂、合谷、劳宫、神门、足三里、涌泉这几处窍穴擦拭干净，再把经脉贴贴敷在窍穴上，效果不错，特别是对一些老年人。

医院的工作非常繁忙，一天可能要治疗上百个病人，有时闭上眼睛就感觉脑子嗡嗡作响。这时我常会用大拇指揉揉自己的太阳穴。其实不管是什么职业，只要长时间连续用脑后，太阳穴就会有重压和肿胀的感觉，这是大脑在向我们诉苦说："我太累了，需要休息！"这个时候我们多会不自觉地抬起双手揉揉自己的太阳穴。

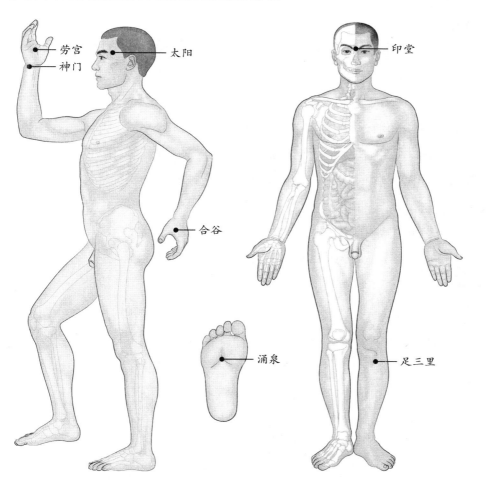

太阳穴在眉尾后约 1 厘米处，触压有凹陷感。练武的人尤其注重这个窍穴，如果重击这个部位，轻则昏迷，重则死亡。按摩此穴治疗头痛、偏头痛有不错的效果。《达摩秘方》还认为按揉此处是"回春法"，

可以使人青春常驻。

另一些由身体虚弱引起的头痛，常会使印堂隐隐作痛。这是因为疾病会挫伤元气，而印堂又是元气汇集的地方，因此容易受到波及。

印堂穴在两眉头之间，是督脉上一个很重要的部位，按摩这个地方可以治疗头痛、眩晕、鼻炎等病症。一个人印堂红润，说明此人气色很好，也很健康，如果印堂晦暗，则说明这个人身体可能患了什么疾病，体内精气不足了。

在治疗此类头痛时，我们就可以从此窍穴入手，通过香药经脉贴调理人的精气元神，起到缓解头痛治愈疾病的效果。

合谷穴也是一个治疗头痛效果不错的窍穴，且时常与太阳穴配合使用。它在手背上，食指掌骨中点靠近拇指的侧缘。

身体中还有一些窍穴并不能直接治疗头痛，但是它们可以围魏救赵，通过调节其他功能，使头部恢复正常。这些窍穴主要有劳宫、神门、足三里、涌泉。

性情急躁脾气不好的朋友经常会头痛，这些朋友主要是心火旺盛，火气上行到头部引起了头痛。这个时候就需要选择清心火、安心神的方法了。

我们握拳时无名指指尖处对应的就是劳宫穴。劳宫在五脏中对应的正好是心，可以清心泄热，开窍醒神，消肿止痒。

失眠的人白天精神头不好，再加上工作劳累很容易头痛。这个时候就可以选取神门穴，它在腕部，手掌下面有一条横纹，横纹上小手指这一侧的肌腱的外侧有个凹陷，就是这个窍穴的位置了。它对治疗失眠健忘、安定神志效果不错。

足三里与涌泉穴是人体两个长寿穴，都是强壮身心的大穴，长期按摩可以温中益气、调理脾胃，提高身体免疫力，经常按摩可使身体强壮百病不侵，更别说一个区区头痛了。

涌泉在脚心，脚掌前三分之一处中间有个人字沟，人字的交点处就是涌泉。

年轻人的头痛多是因为疲劳引起的，真疼得难受的话，最好试试经脉贴，平时再在这几个窍穴上按摩一下，想必会对你的健康有很大的帮助。

经脉贴是你最好的安眠药（可选穴：十宣、玉枕、神门、百会）

假如失眠了怎么办？想必大家肯定会回答说："当然是吃安眠药啦。"

长期或大剂量服用安眠药，毒副作用非常大，甚至会危及生命。安眠药对人体肾脏的损伤很大，会使人体的白细胞下降，服用安眠药过于频繁会对药物形成依赖性，一旦停药就会出现情绪失控、浑身疼痛、头晕、记忆力减退、视听幻觉和妄想等症状，反过来又会加重失眠。

安眠药虽然能快速诱导睡眠、延长睡眠时间，但在治疗失眠上我还是不得不说它是失败的。它只是强迫性压制中枢神经系统的工作，大脑皮层细胞不工作了，人就出现意识模糊，昏迷入睡。这完全是头痛医头，脚痛医脚，全然不考虑引起失眠的病因，一味简单粗暴地将病人一棍子打晕。

早些年的时候，爱人为所在事业单位人事改制的事情所累，在外边心情不顺，回到家就乱发脾气。我那时也是不懂得体贴人，态度强硬，两人互不谦让。这样持续了一段时间，爱人说她失眠了，好几个晚上都睡不着觉，我看了看确实有了黑眼圈，脉象软弱无力，是恼怒烦闷肝火旺盛引起的失眠症状。我那时心里顿生怜惜之情，有了羞愧感，心想妻子在外边不一定受了什么委屈，回到家我还和她怄气，自己真没有尽到丈夫的责任。

认识到问题后，我拿回来一些经脉贴，晚上的时候给她贴敷在十宣、玉枕、神门、百会上。一段时间后，她失眠的问题就好转了不少。

大家有所不知，回族医学很早就把汤瓶香药经脉贴贴在特定的窍穴治疗失眠了，且效果奇佳。神门就是必贴之穴，按摩腕部的神门穴就可以直接治疗失眠健忘。

百会穴在头部，当前发际正中直上5寸，或两耳尖连线的中点处，常按摩这个地方可以安神定志。十宣穴泄热的功能很显著，常用来治疗各种热证，可以清热开窍。玉枕在后头部，可以升清降浊、清火泄热、加深睡眠。

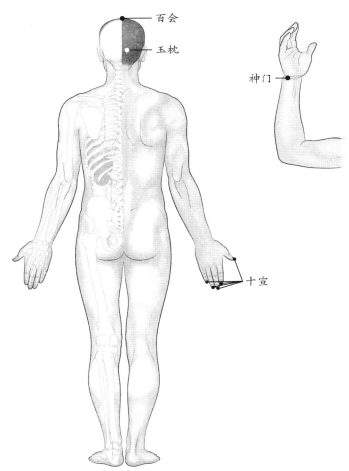

汤瓶八诊

回族香料香药内病外治疗法——

70

所以失眠的朋友可以试试我上面所讲的方法，用经脉贴来试着治疗一下自己的失眠问题。

三帖经脉贴，神经不衰弱（可选穴：人迎、复溜、膏盲）

现在的孩子负担非常重，特别是临近高考的学生面临着升学的压力，每天都要很早起来，奋战到很晚。在高负荷下，孩子的情绪很容易受到影响，有时无缘无故发脾气，或者爱哭，睡眠不好等，这都可能是神经衰弱的表现。

我朋友家有一个要高考的男孩，他每天晚上要在学校上三堂自习课，十点半才能回到家。前些时候，他母亲来我家串门，要请教我一些关于孩子的问题。

这个男孩睡觉质量很不好，精神头也不够用。他自己也天天抱怨说脑袋昏昏沉沉的，背的知识点怎么也记不住。拉他去医院他又固执地死活不去，说怕耽误学习，自己也不知道该如何是好。

我跟她说："这些应该是神经衰弱引起的一系列症状。"

她马上说："不会吧，我儿子年纪轻轻的怎么会得神经衰弱呢？"

我笑了笑对她讲："这是因为你对神经衰弱并不了解，非得是老年人才能得神经衰弱吗？神经衰弱和心理状态关系密切，长期学习和工作的压力很容易引起神经衰弱，特别是长时间用脑过度的人，你孩子就是这种情况。神经衰弱的症状繁多，且病程较长，要治好少则两三周，多则数个月，而且还要长期坚持治疗。"

她听后非常焦虑地问："那是不是还要住院？再过两个多月就高考

了，让儿子因为这再复习一年那太可惜了。"

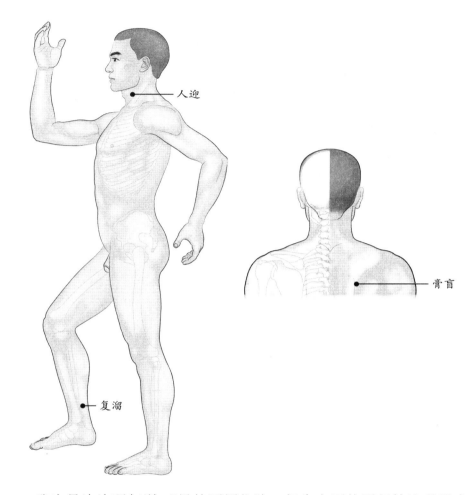

人迎

膏肓

复溜

我也是连连叹气说："虽然不用住院，但肯定不能再坚持这种强度的学习了。如果不做长期治疗，孩子学习质量不但提高不了，身体也完了。"

正当她陷入无助的时候，我突然想到家里还有些经脉贴，于是就向她推荐了一个方法：用香药经脉贴贴在人迎、复溜、膏肓三个窍穴上。

她半信半疑地问："就这样吗？是不是太简单了？"

我说："这种治疗方法本来就很简单，你回去先试试看效果怎么样。"

一星期后她又来了，这次还带上了她的孩子，是来向我道谢的，说已经看到了这个方法的效果。

人迎在喉结两侧颈动脉搏动处，可以治疗神经衰弱引起的喘息症状。复溜穴在小腿内侧，太溪直上 2 寸，跟腱的前方，对恢复人体阴阳平衡有奇效。膏盲是调节人体气血很重要的窍穴，第四胸椎棘下，旁开 3 寸。三个窍穴标本兼治，效果自然不错。

如果出现了情绪波动大、遇事容易激动、烦躁易怒、担心和紧张不安、入睡困难、易惊醒、多梦这些症状，都可以用这个方法试试。

治好我母亲耳鸣的外贴法（可选穴：听会、中渚、侠溪）

《论语》上说 60 岁为耳顺之年，我母亲 60 岁的时候，就出现了耳鸣的症状。

那时母亲总时不时地问我们是否听到异样的声音，还不停地往卫生间跑，说听到水哗哗响，以为是水龙头没有关。像母亲这种在没有任何外界刺激条件下却总幻听的情况就是耳鸣，耳鸣是发生于听觉系统的一种错觉。

对于耳鸣，吃药治疗的效果并不是很理想。中医的话多会配合针灸、按摩等疗法进行治疗。

我父亲在给母亲治疗耳鸣时，就选用了香药经脉贴的外治法。在听会、中渚、侠溪三处选穴，用香药经脉贴贴敷在这几个窍穴，坚持了一个月左右，取得了很好的效果，又坚持了半个月左右，母亲的耳鸣症状就彻底消失了。

听会穴本身跟耳朵就有密切的关系，这个名称出自《针灸甲乙经》，就是耳朵能听到声音的意思。这个窍穴在面部，耳朵前方，张嘴的时候这个地方有个凹陷，主治耳鸣、耳聋等症状。

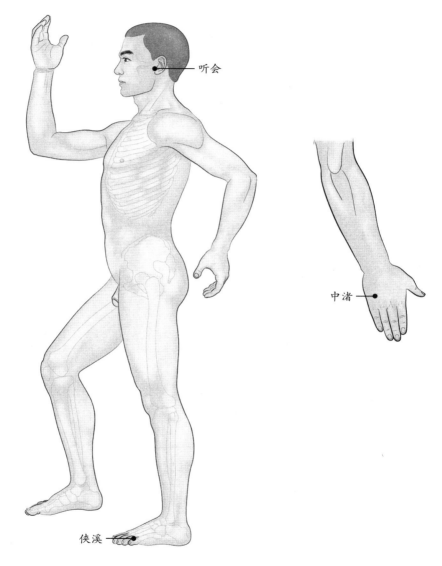

中渚穴对治疗耳鸣也有奇效，它在第四第五掌骨间的凹陷处。而侠溪主要是配伍听会、中渚使用的，在足背外侧，第四第五脚趾间，趾蹼缘后方赤白肉际处，能够清热通经，活络聪耳，治疗耳鸣和耳聋。

千万不要以为自己年轻就不会出现耳鸣。城市人群生活压力大，很容易紧张、焦虑、内分泌失调、失眠，这些病症会导致听觉系统障碍，如果因为这样的原因出现耳鸣的问题，要趁热打铁，赶紧治疗。

治疗鼻炎，外治胜于内治（可选穴：印堂、迎香、风门、内关、大抒）

古代医家不但认为肺主管着体外的呼吸，还控制着体内的呼吸，是人体进行气体交换的重要器官，它就像两片叶子静静地躺在我们的胸部两侧。肺很娇嫩，它不耐寒热，易被外邪入侵。它与我们的鼻子紧密相通，一方面外邪通过鼻子入侵肺脏，另一方面肺脏的病症多表现在鼻子上。

如果久受风寒，就会导致肺气虚，从而出现鼻炎。

我上学那会儿就有鼻炎。那时冬天总是穿很少的衣服，仗着自己从小练武身体好，感冒了也不吃药，总觉得挺一下就熬过去了。久而久之，就形成了鼻炎。其他季节还不是很明显，一入冬，鼻涕就像泄了闸一样。

那个时候还没有这么细腻的卫生纸，粗糙的手纸常把鼻子擤得又红又肿，晚上躺床上就开始鼻塞，呼吸困难，无法入睡。

父亲看我的问题比较严重了，就拿出来几片经脉贴，让我贴在印堂、迎香、风门、内关、大抒几个窍穴上，并交代我要注意保暖。之后，他又给我贴了几次，鼻炎就好了不少。

那时自己觉得很神奇但并不了解其中的缘由，后来才知道印堂能清头明目，通鼻开窍。

迎香这个窍穴位于鼻翼两旁，能理气止痛。

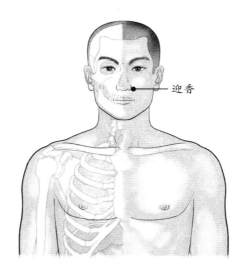

风门主治风疾，对治疗感冒有奇效，在第二胸椎棘穴下，旁 1.5 寸，大抒在它上面，第一胸椎棘穴下，旁 1.5 寸。长期风寒感冒是引起鼻炎的主要原因，因此要选用此穴。内关、大抒两穴可以补气益血，提升自身阳气从而驱走寒气。

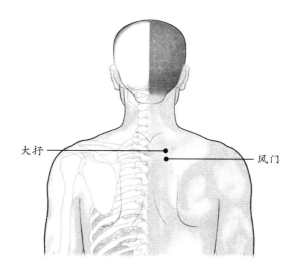

这个方法不但治好了我的鼻炎，待我走上工作岗位后，也推荐给了很多鼻炎患者，尽量不让病人花冤枉钱。

牙痛不算病，治好很轻松（可选穴：颊车、印堂、合谷、劳宫、十宣、牙痛点）

牙痛不是病，疼起来要人命。我见过许多牙痛的儿童，疼得直在地上打滚。更恼人的是，眼前纵使放着山珍海味也不敢吃，实在是痛苦。

记得儿子小时候也有蛀牙，主要是因为我和爱人工作忙，平常没有好好照看。看着他的时候他挺注意饮食和口腔卫生，但只要我们一出差，他又旧病复发了，小孩子自制能力差，也确实没办法。这样反复了几次后，我索性就用香药经脉贴的方法来给他治疗了，希望亡羊补牢，不至于整颗牙齿都坏掉。

我每天晚上睡觉前就给他在颊车、印堂、合谷、劳宫、十宣、牙痛点取穴治疗牙痛，几天后发现效果很不错。牙痛点在耳朵上，大家看图就能找到。

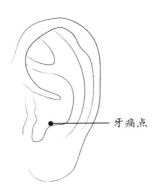

牙痛点

孩子都怕打针吃药，用一般的方法诊治非常麻烦，这个外治方法很实用，在牙刚出现问题的时候就开始用，别等到真有大洞了再去找医生补。

牙痛很多时候都是由热引起的，所以你会发现许多治疗牙痛的药里含有薄荷和冰片。在治疗手段上要以祛风泻火、通络止痛为主，虚火上炎者再配以滋养肝肾的方法。

颊车穴就在我们的面颊部，下颌角前上方，耳下大约一横指处，左右各有一个，可以清胃热，治牙髓炎。印堂对缓解牙疼效果也不错。合谷是一个万能穴，可以治疗颜面上的一切疾病及缓解各种症状，如牙痛、头痛、发热、口干、流鼻血、脖子痛、咽喉痛等。

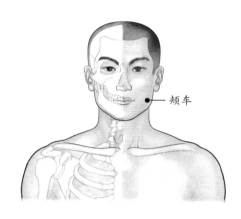

颊车

而劳宫穴五行属火，可以清心泄热，开窍醒神。十宣多用来放血，放血可以去热。这几个窍穴，清热的清热，镇痛的镇痛，各司其职，联合起来就能治疗牙痛。

所以牙痛又不方便去医院的话，可以在身上找出这几个窍穴，用清水擦拭干净后，贴上经脉贴。哪怕就是在疼痛处外部的皮肤上贴一帖效果也是非常不错的，这么简单的方法，推荐大家多多利用。

随时随地治疗慢性咽炎（可选穴：合谷、鱼际、天突、大椎）

咽炎，大家都不陌生，吸烟的人很容易患上咽炎。咽炎有急性和慢性两种，急性咽炎发病急，而且一旦发病，就需要药物治疗。而对于慢性咽炎，病程持续得越长治愈就越难，有时候吃上几百块钱的药一点用都没有。

王先生得慢性咽炎已经四年了。他是一名建筑工地上的工程师，有二十多年的烟龄。认识他的时候我还在医院工作，他一进门就对我说："医生啊，你别跟我说注意防尘、戒烟的话，这烟是我每天工作的精神支柱啊，一时半会儿让我戒掉，实在是受不了，中医、西医都看了，吃了药好点，但总会复发，上你这来试试，看回医有什么好方法。"

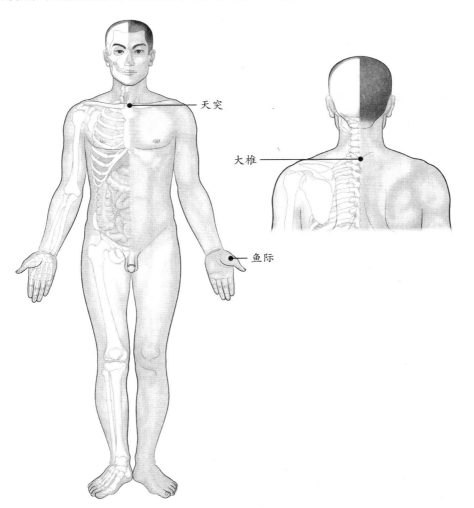

天突

大椎

鱼际

　　我非常理解他的苦衷。外界环境、个人嗜好改变不了，他药吃再多也不行，这四年估计他也是心灰意冷了。

　　我对他说："既然你这样要求的话，我就给你一个不用吃药的方子。

你回去找到合谷、鱼际、天突、大椎这几个窍穴，擦拭干净后，用香药经脉贴贴上，长期坚持下去，看看有什么效果。"

鱼际在大拇指掌骨中点赤白肉际处。天突在两个锁骨中间。大椎在脖子后面最突出的骨头下面，低头时那块骨头突出得特别明显。

他听后连连摇头说："不可能，不可能，大夫，这方法不会有效的，我吃那么多药都没吃好，你这不吃药的方子能治好我的病？"

我说："你自己也知道，吃药不行，为什么不尝试一下这个方法呢？"

听了我的话，他叹气道："也只能这样了，我回去试试。"

一星期之后，他又推开了我的诊室门。这次是找我再开些经脉贴，看来效果不错。

我对他说："告诉你吧，用这个方法我治好了很多咽炎病人，你主要是不戒烟，如果你把烟戒掉，再坚持几个月，那效果会更好。"

他听后连连点头："好，我回去之后保证少抽几根。这个药贴还挺好的，别的病估计也能用，给我多开点。"

咽炎一个在治，一个在养。养比治难。不能说太多话，不能吸进去太多灰尘，还要注意保暖，少感冒。在疾病发作的时候可以用经脉贴减轻症状。如果是刚得不久的话，用经脉贴把它治愈也是很容易的，但一旦时间长了，就一定要注意生活习惯和工作环境，这才是根本。

小病不求人，自己治胃痛（可选穴：中脘、膻中、四缝、足三里、手三里）

人吃五谷杂粮，不可能不生病。胃是接纳食物和消化五谷的重要器官，人在吃上一犯错误，就很容易伤害我们的胃，胃病的主要症状就是胃痛。胃非常娇气，喜欢被人按摩，平常用手揉揉，它就会非常舒服。

很多人肚子一痛就喊胃疼，其实他根本不知道胃在哪个地方。有些人找我来看病，捂着肚子进门就喊着说："大夫啊，我胃痛啊。"我一看，发现他手捂的是肝。胃其实位于上腹部，胸骨下面、肚脐上面，因此疼痛区域集中在肚子左侧偏中上的部分。

小王是我们单位的一个员工，大学刚毕业，正是活力四射的年纪。喝凉水，吃烧烤，忙起来不吃饭，都是他经常干的。因此胃痛也是很忠实地跟着他，在单位的过道里，我经常看见他捂着胃，从一个诊室匆匆跑到另一个诊室。

有一次他实在是受不了了，就对我说："教授，我胃太疼了，在单位还好，同事给我做做八诊，能好不少，但回家没人给我做，自己又疼得动不了，有什么不用别人帮忙的办法没？"

他这话倒一下子提醒了我，于是就向他推荐了这个方法：回到家将自己身上中脘、膻中、四缝、足三里、手三里这几个窍穴擦干净，然后在这几个窍穴上贴上香药经脉贴。

第二天他在单位里到处找我，一看见我就高兴地说："教授，昨天我贴一会儿就有感觉了，这个方法太管用了。再多给我几个贴吧。"

其实引起胃痛的原因有很多。有时候必须要用手按着肚子或者喝点热水才能感觉舒服点，这种胃痛是因为胃受寒了，是虚证。而另一种胃痛刚好与这种情况相反，就是胃痛的时候根本不敢用手去按，这时候吃点凉的东西感觉会好些，而且在胃痛期间很想喝水，这种情况就是典型的胃热，是实证。

但不管怎样，治疗的时候都可以选中脘穴、膻中穴、四缝穴、手三里、足三里等进行贴敷。

中脘穴在胸骨下端和肚脐连接线的正中间，对胃痛、便秘、拉肚子等都有很好的作用。因为它本身就是调理人体中部的窍穴，治疗胃痛正对症。

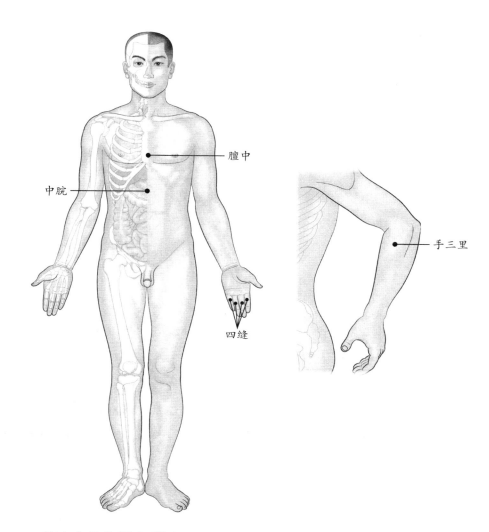

膻中

中脘

四缝

手三里

　　膻中穴的位置在哪里呢？其实我们早已经接触过它，心里不舒服或咳嗽的时候大家都会不自觉地拍拍这个地方，就是两乳头连线的中点，这个位置就是膻中穴。

　　手三里、四缝可以调理肠胃，跟前面几个穴在一起使用治疗胃痛的效果更好。屈肘时肘横纹外侧终点下两寸就是手三里。四缝很好找，手指有两道横纹，它就在除大拇指外的其他四指的离手掌近的横纹中间，看图都能找到。

　　胃痛是个很难缠的事，并不是一次用药就能治好。胃本来就不好的人很容易复发，只要晚上在大排档多喝几杯凉饮料，它可能就承受不起了。所以经常胃痛的朋友，有了这个方法就可以不用频繁地往医院跑了。

赶走便秘，让老年人神清气爽（可选穴：涌泉、照海）

便秘是人到老年后普遍遇到的问题之一。因为人一上了年纪，脏器功能就开始发生衰退，新陈代谢变慢，再加上肠道蠕动能力下降，很容易就出现便秘的症状。

便秘这个问题说大也大，大家知道排便主要是排除身体内的毒素，如果毒素长期停留在体内，脏器就会二次吸收，增加身体的负担。老年人很可能因为在排便时用力过大引起血压升高，进而引起心脑血管疾病。很多老人在卫生间发生状况，罪魁祸首多半就是便秘。

但是它说小又小，只要我们每天都坚持在涌泉和照海两个窍穴，贴上两片香药经脉贴，这个问题就可以避免了。我把这些方法告诉向我寻求帮助的老人，能坚持一个月的人症状普遍都有缓解。看着他们神清气爽的样子，更坚定了我发展这个疗法的信心。

大家对涌泉穴都不陌生，老年人要想身体健康，精力旺盛，要经常用热水泡脚，揉揉涌泉穴，保持脚心温暖。

照海也在脚上，在足内侧，内踝尖下方凹陷处。它能辅佐涌泉穴治疗便秘，效果非常好。

另外，脚部是人体的末梢经络分布最密集的部位之一，与人体的各个系统都有密切的联系，通过推搓脚部可以对全身起到整体性的调节和治疗。

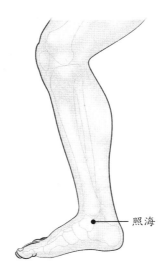

照海

汤瓶八诊的末梢经络根传法也是由此观点出发，利用末梢经络来治疗身体各个部位的疾病。汤瓶八诊保健的一个重要方法是转五围，就是在脚腕、手腕、腰、颈、头围等部位用两手转揉，这个方法大家在保健的时候都可以用，四肢等末梢部位也是养生、治病的关键所在，老年人平时多动一动、按一按是有好处的。

减轻疼痛感，治好肩周炎（可选穴：云门、天容、秉风、肩井）

很多武侠小说里，都有点穴的情节，效果很惊人，但也让人觉得很迷茫。其实点穴就是在技击中用拳、指、肘、膝等骨梢的强固点来击打人体上的某些薄弱部位和敏感部位，即主要窍穴，使其产生麻木、酸软、疼痛的感觉，进而失去反抗能力。

在我们看到通过窍穴对人体造成伤害的同时，也应想到通过窍穴也可以减轻一些疼痛的问题，治疗一些疾病。

肩部疼痛一直以来都是困扰中老年人的大问题，现在年轻人也纷纷中招，不仅折磨病人的身心，还影响大家的正常生活，病人不能梳头、洗脸、洗澡，甚至用筷穿衣提裤都感觉到困难。很多病都会引起肩部疼痛，比如肩关节周围炎、肩峰下撞击综合征、肩袖损伤、肱二头肌长头肌腱断裂、钙化性冈上肌腱炎、肩锁关节退行性改变等。

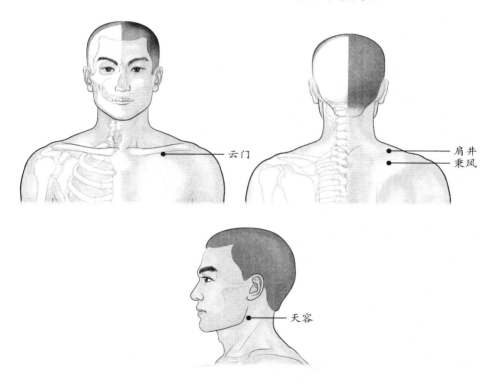

云门

肩井
秉风

天容

前几天，我一个朋友给我打电话说他母亲肩疼得厉害，我就说让他带母亲来看看，他们第二天一大早就来了，刚一进屋我朋友就说他母亲现在连端碗都很困难。检查了一下，症状很明显，就是肩周炎，俗称五十肩。

我找了一个有经验的学生来给她治疗，可是她怕疼，一碰就喊。我想了想，最后决定用香药经脉贴。云门穴、天容穴、秉风穴、肩井穴，这些窍穴都是与肩部的健康息息相关的。在这几个地方贴药可以缓解她的症状，减轻疼痛感，还能活血化淤，让肩部的血液循环起来。先贴几天，等不那么疼了，胳膊也能抬起一点了，再进行其他治疗。

云门在胸外侧部，锁骨下窝凹陷处，距前胸正中线6寸，此穴可以通利关节，对肩臂痛、上肢不举疗效显著。

天容在下颌角后，胸锁乳突肌前缘，可以治疗颈项僵痛。

秉风在后背肩胛部，冈上窝中央，举臂有凹陷处，此穴主治肩胛疼痛、上肢酸麻。

肩井在大椎穴与肩峰连线中点，肩部最高处，此穴能够疏导水液，对治疗肩背痹痛、手臂不举有不错的疗效。

相信朋友们在日常生活中都会有肩痛的时候。有时候在电脑前坐久了，或者开车开久了，都会感觉肩部疼痛。有些人认为这只是肩痛而已，没什么大不了，但如果长期不管不顾，可能会越发严重，甚至还会引发别的疾病。

所以我建议朋友们，肩部疼痛不适的时候，不管是出于什么原因，都要想办法缓解。汤瓶香药经脉贴就是一个不错的选择，它治疗起来很方便，一贴就行，贴着它该干什么还干什么，不碍事。

贴手腕，治关节疼痛（可选穴：阳池、阳溪）

我们国家有源远流长的中医医学，阿拉伯国家也有他们自己的伊斯兰医学。在公元前7世纪左右，阿拉伯帝国征服了希腊、罗马等国家后，综合所征服各个国家的医学创立了伊斯兰医学，伊斯兰医者很擅长用具有芳香气味的药用植物来为人们治病疗伤。

刚开始的时候香药在我国并未被广泛使用，在《神农本草经》中也没有相关记载。自从张骞出使西域以后，香药才慢慢被国人接受，并开始入药，同时这些香药逐渐成了礼尚往来的馈赠佳品，当然更多的时候它只是被贵族用来熏香和制茶。

随着社会的发展，人们也慢慢认识到香药并不只是能作为药茶饮用，还可以治疗很多疾病，腕关节疼痛就是香药的适应症之一。

腕关节是很灵活的部位，也是比较容易受伤的部位。扭伤了或者使用过度，不但疼得厉害，还会影响生活，是个说大不大、说小不小的问题。

我朋友的老父亲前几天在晨练的时候不小心摔倒了，别的地方倒没摔坏，就是手腕在着地时给崴了一下，他就带着父亲到我工作的地方来。老人年纪很大，我不敢掉以轻心，先带他到医院拍了个片，骨头没问题，就是手腕肿胀和淤血了。

老年人骨头筋肉有了问题好得慢，身体也不禁折腾，天天跑医院治疗不现实。这种情况特别适合用汤瓶香药经脉贴。我在他阳池穴和阳溪穴上分别贴了药，并嘱咐朋友帮老人按时换药，贴在相同位置就行。

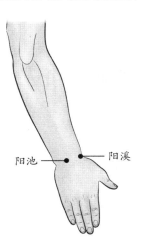

阳池　　阳溪

由于是很要好的朋友，过了几天后，我打电话问他父亲的手咋样了，他说："挺好的，那个贴快用完了，我一会儿去药店买点膏药接着给他贴。我爸的腕痛刚贴上两天就不那么疼了，我让他接着贴，早好早利索。"我说："你还是到我这里来取药吧，不是随便什么膏药贴上就管用的。"

阳溪穴在手背，拇指往上翘，连着拇指的掌骨会突出来，旁边靠近拇指一侧会有个小坑，就是阳溪穴。

阳池也在手背，手腕向后翘，腕部有条横纹，横纹上，两根骨头中间的缝隙就是阳溪。

这两个窍穴对治疗腕关节疼痛很重要，将汤瓶香药经脉贴贴在这两个窍穴上就可以起到治疗的效果，这比我们用针灸推拿的方法取得的效果有过之而无不及。这种治疗方法不仅及时方便，而且谁都能做，患者不用去找医生，在家里自己就能治疗。

我曾经给很多患者推荐过汤瓶香药经脉贴，可能是患者们不愿意去相信这么一个贴子能够治疗自己严重的腕痛，也就不愿意去尝试。其实汤瓶香药经脉贴具有安全、易学，实用、有效的特点，它又不同于针刺疗法，不会给受治者造成创伤疼痛，这种从阿拉伯国家传入的内病外治的疗法是中国医学发展过程中应当吸取的精华，值得推广。

爱运动的人学会治肘痛（可选穴：尺泽、太渊）

肘部疼痛的情况好像比腕部的少，但引起肘部疼痛的原因也很多，主要有肘关节的外伤，肘部肌肉、关节囊、滑膜炎症，血管、神经受压迫等。

汤瓶香药经脉贴对治疗肘痛有非常好的疗效，只是贴的时候要选对地方，如果地方选得不准，用药再好取得的效果也不明显。

尺泽穴别名鬼受、鬼堂，胳膊肘上有条横纹，胳膊弯曲的时候能在这个地方摸到一条肌腱，肌腱旁边大拇指侧就是这个穴。它有行气活络、祛淤止痛的作用，对治疗肘臂挛痛、肘关节屈伸不利有疗效。

太渊穴在手掌下横纹的大拇指侧，摸的时候能感觉到脉搏。这两大穴都是人体重要的窍穴，同时也是治疗肘部疼痛的关键穴，在使用汤瓶香药经脉贴时要注意正确判断窍穴的位置。

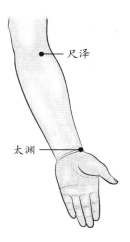

我有位朋友喜欢打篮球，虽然年纪也不小了，但依然坚持有空就去篮球场锻炼身体。像他这种人特别容易伤到肘关节，撞一下，或者用力太大都会弄伤。他肘部韧带损伤时，就按照我说的，把汤瓶香药经脉贴贴到尺泽穴和太渊穴上，久而久之，都不用我说，他自己就会处理了。

在人们的意识中，肘部是很坚硬的部位之一。它确实很坚硬，但再结实也是血肉之躯，使用的频率高决定了肘部受到损伤的风险也很高。所以肘部要是碰到了，有淤青或是疼痛的症状，大家最好还是多注意点，别让它总带病工作，问题严重了就不是几个经脉贴能解决得了的了。

经脉贴是治疗腰痛最简单的方法（可选穴：命门、肾俞、大肠俞）

人这一辈子，不腰疼的少见。它往往给病人带来巨大痛苦。虽然它不会影响我们的生命，但严重时会影响到工作和生活，而且多反复发作，难以彻底治愈。

我单位有个女员工，去年 10 月份生了小孩，由于产后调养不当，稍微干点活，腰就酸痛酸痛的。到了今年年初，症状更加明显，上个月她更是坐卧不安，每次疼痛就像猫抓心一样，坐也不是，立也不是，为此她感到非常痛苦。但回家又得照顾孩子，没什么机会休息。

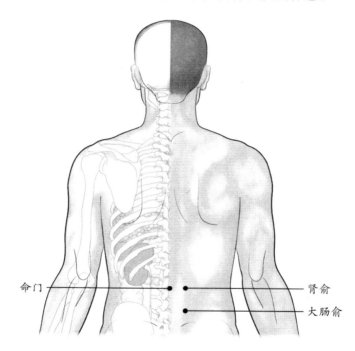

腰痛是以腰部一侧或两侧疼痛为主要症状的一种症状，疼痛常可放射到腿部。引起腰痛的原因有很多，比如妇科疾病，像子宫位置异常、盆腔炎、月经病、带下病、妊娠病、妇科杂症及节育等，腰肌劳损、腰椎间盘脱出等也会有类似的症状。由于女性特殊的生理特点，经产妇女 80% 以上都可出现腰痛，这常被认为是生理性疼痛，一般情况下不需要治疗，但是在非常严重时还是要注意，否则可能会像我单位这个职员一样引发顽疾。

其实，治疗腰痛这个病并不是很难，它是汤瓶香药经脉贴的适应症。

把汤瓶香药经脉贴贴在人体的命门穴、肾俞穴和大肠俞穴上，几天后腰痛的症状就会逐渐好转。缓解症状容易，但要巩固疗效，就需要比较长的时间。

人体的命门穴在腰部，后正中线上，第二腰椎棘突下凹陷中。这么说大家找起来有些费劲。可以先摸一下后面的髋骨，俗称胯骨，跟髋骨最高点平行的大概是第四腰椎下面的腰阳关，再往上两个椎骨下，就是命门了。

肾俞穴也位于腰部，在命门旁 1.5 寸的位置上。把经脉贴贴在这里能够增加肾脏的血流量，改善肾功能。大肠俞就更好找了，我们刚才说腰阳关跟髋骨顶点在一条直线上，这个窍穴就在腰阳关旁 1.5 寸。

这三个是治疗腰痛最有效的窍穴。这几个地方如果自己在家按摩也可以，但是不大好用力，而且揉揉按按总是有时间限制的，能坚持半个小时的人都不多。这样一来，汤瓶香药经脉贴会是一个很好的选择，将它贴到以上所说的窍穴，不再需要自己费力，就可以借着阿拉伯香药的功效治病了。

膝痛早治疗，香药效果好（可选穴：血海、梁丘、足三里、委中、承山、犊鼻）

在人体诸多关节中，膝关节是最大且构造最复杂的关节，当然也是损伤机会最多的关节之一。近些年来，膝关节疼痛患者越来越多，但膝关节疼痛的原因大家并不是很清楚。

膝关节结构稳定而灵活。导致膝关节疼痛的原因有很多，但并不都是由膝关节的病变引起的，很多膝关节疼痛都是由腰部和髋部病变引发的膝关节放射痛。原因大体可归为两类：一类是膝关节损伤引起的膝关节疼痛，另一类是腰椎和髋部疾病引起的膝关节疼痛。

大多数中老年人都不同程度地受到膝关节疼痛的滋扰，严重时患者甚至要靠手术置换人工关节，给患者带来巨大的痛苦和沉重的负担。其实我们大可不必等到需要手术时再去治它，手术是一种很极端的做法，有时候不仅不会减轻患者的病情，反而会使病情恶化，在关节刚有症状的时候就应该认真对待，早点治疗。

膝关节疼痛时可以用经脉贴贴血海穴、梁丘穴、足三里穴、委中穴、承山穴和犊鼻穴。

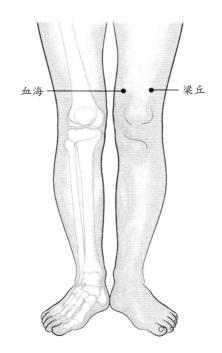

血海在膝盖上方，手指朝上，用手掌握住膝盖时，大拇指的位置大概就是血海了。梁丘在膝盖上两寸，跟血海的高度差不多，不同的是血海在内侧，梁丘在外侧。梁丘能约束胃经经水向下排泄，它如同胃经的水库一般，能最快地调节胃经气血的有余与不足状态。

足三里穴很有名，大家都听说过。找它有个最简单的办法，用大拇指沿小腿前方的骨头由下向上推，不是推骨头上面，是骨头外侧边，推到离膝盖大约三寸的地方，会觉得骨头向外突出来一块，这个点向外一横指的地方就是足三里了。它是一个强壮身心的大穴。

委中在腘窝上，腘窝就是膝盖弯曲时，后面的窝。腘窝跟肘窝一样，都有一条横纹，委中就在横纹上，突出来的两个肌腱中间。委中穴具有舒经通络、散淤活血、清热解毒的功效。

承山在小腿后面正中，小腿用力绷紧的时候，后面有一块肌肉，肌肉下缘的顶点就是承山的位置。这个地方对刺激局部血液循环与加强深层肌肉的运动起到非常大的作用。

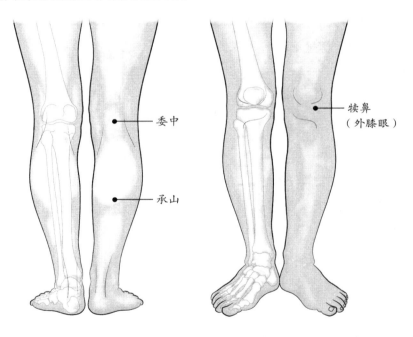

委中

承山

犊鼻
（外膝眼）

犊鼻有通经活络、疏散风寒、理气消肿止痛的作用。曲膝时髌骨下缘跟小腿的骨头交界处两边各有一个凹陷，外侧的凹陷就是犊鼻。

上述的这六个窍穴对我们治疗膝关节疼痛都是至关重要的，我们只要找对窍穴，再按照方法使用汤瓶香药经脉贴，相信大家的膝关节疼痛会随着时间的推移而远去。当然这几个窍穴的位置可能不大好确定，大家多看看图，认真琢磨琢磨，能找到医生指导一下更好。

经脉贴守护男性健康（可选穴：印堂、涌泉、足三里、气海、关元、肾俞、三阴交、血海）

前一阵子，儿子在网上买了件衣服，没过几天货物就送到了汤瓶八诊学校。那时已经很晚了，正赶上一个班的学生在练习，几十人在一间大屋子里演练着各种疗法。我付过钱后，送货的小伙子好奇地向里面张望着，扭扭捏捏不愿离去，我看得出来他是有什么事，就问他："小伙子，你是不是有什么事啊？你尽管说。"

这小伙听后问道："早就听说过汤瓶八诊，原来学校在宁夏医科大学里面啊。老师，您是不是一名医生啊？"

我笑呵呵地对他说："我就是院长，有事啊？"

他吃了一惊，说："天哪，居然碰到您啦。您现在能看病吗？我一直想找个好大夫看看。"

看他一脸真诚，我不忍心拒绝，就把他带到了我的办公室。他进了屋子有些拘谨，我便安抚他说："年轻人，你就把这里当成门诊，你是病人，我是医生，我这是刚从国外回来，你碰到我也是缘分，有问题就说吧。"

他听了这话才放松地说："老师，我这几天，小便的时候尿道口有灼热的感觉，而且隔一会儿就想小便，但去了吧又尿不出来多少。前些天去医院看了，是前列腺炎，我这么年轻怎么就得这病呢？我们这工作特别忙，每天都在跑着送邮件，根本就没有时间休息治病。今天正好你这儿是最后一家，我总算能喘口气了。"

按理说他既不吸烟也不喝酒，也没有不良的性生活经历，患上前列腺炎的概率真是不大。但考虑到他的职业，我想他的问题很可能是由于前列腺充血引起的。他每天都骑着自行车满大街跑，时间长了对前列腺造成了压迫。

汤瓶八诊

回族香料香药内病外治疗法

我给他拿了点香药经脉贴，告诉他回家贴在印堂、涌泉、足三里、气海、关元、肾俞、三阴交、血海这几处窍穴上，坚持一段时间。气海在脐下 1.5 寸。关元在脐下 3 寸。

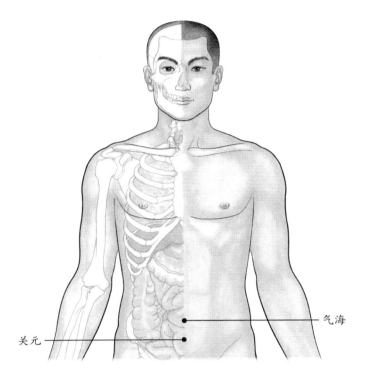

关元

气海

过了差不多两个星期，他又来到学院，到了我的办公室后，扔下一堆水果，说道："大夫，谢谢你啦，我好不少啦。我还得送东西，先走了。"说完就往外跑。我刚反应过来，还没来得及站起来，他已经没影了。

经脉贴还真适合他这种忙得团团转的人。印堂、涌泉、足三里这三个窍穴大家都不陌生，在治疗很多疾病的时候都用得到它们。它们对调节人体气血、益气行血的功效有目共睹，在这里就不再多说。血海穴是生血和活血化淤的要穴，因气血物质充斥的范围巨大如海而得名。

三阴交、肾俞穴、关元穴也可以培补元气，对治疗遗精、阳痿、早泄等效果不错。这几个窍穴主要是治疗前列腺炎引起的并发症状。三阴交在小腿内侧，内踝尖上三寸，骨头后面。

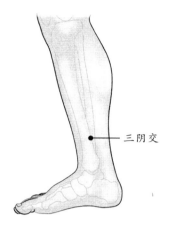

三阴交

这八个窍穴，四个治本，四个治标，配合使用可以达到标本兼治的效果。经脉贴的药物透过窍穴渗透入身体，就可以持久起作用，也不耽误工作。要想完全治愈疾病要系统地治疗，但对于没有时间的人来说，经脉贴是缓解症状的好帮手。

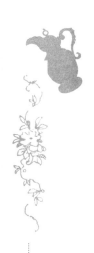

第 六 章

汤瓶八诊香药疗法配方

乳香舒心贴，让心脏更强壮

成分：制乳香、制没药、白檀香、川郁金、醋延胡，以上五味药各15克，冰片2克。

制法：将以上六味药共研细末，用瓶储藏防潮备用。

用法：用时取出少许，用一点蛋清将药粉调和一下，不要太稀。用不容易引起过敏的粘膏外贴在内关及膻中穴，每日换药一次，12天为一疗程。

功效：行气活血、运脉通窍、舒经止痛，对心绞痛疗效颇佳。

小李是一家煤气公司的员工，整天为了多挣些钱而拼命地干活，甚至晚上还要加班给别人送煤气罐。这天，他面色凝重地来到医院找到我说："我的前胸有一阵一阵憋闷的疼痛感觉，非常难受，特别是我在给别人往楼上扛煤气罐的时候。别人说我这可能是心绞痛，你给我看看这是怎么了。"我对他说："先别担心，没准只是身体虚弱引起的暂时性的胸痹心痛。"然后就让人领他做检查去了。

各项检查结果出来了，经过诊断他确实是患上了心绞痛，我也就如实地跟他说了他的情况。他又对我说："我也没太多钱看这病，家里还有两个孩子上学用钱呢，有没有便宜的治疗方法，不用花太多钱。"我想了想对他说："有一种方子对心绞痛很有效，且制作和使用起来也比较简单。"

于是我就在纸上给他写了个方子：制乳香、制没药、白檀香、川郁金、醋延胡五味药各15克，冰片2克，将这六味药共研细末，用瓶储藏防潮备用。用时取出少许，同时取鸡蛋蛋清少许，调和药粉，不要太稀，然后用不过敏膏药外贴在双手内关及膻中穴，每日换药一次，12天为一疗程。

从我给他开了药方之后，几个月过去了，也没见小李再来医院。这天下班回家，走到楼下路口看见一个人很面熟，仔细一看，原来是几个月前去医院找我看病的小李。当然，他也看到我了，忙走过来跟我打招呼，我就问他："在这干啥呢？"

他说："给人家送煤气罐呢，刚送完。"我想他现在干活都这么有精神了，肯定是病好得差不多了，于是就又问："现在胸口还疼不疼了？"他忙说："不疼了，现在扛着煤气罐爬楼都没问题了，真是太谢谢你了。"我说："好了就行啊，道什么谢啊，不过以后还是得注意点，不要太累了。"

有时候我们在体力活动后会感到胸口疼痛，这种情况大多时候不是心绞痛。患了心绞痛的人会在进行体力劳动的当时感到疼痛，这是我们在进行判断的时候可依据的最基本的标准。

在传统医学上，心绞痛是以脾胃论治的，在临床上治疗心绞痛也主要从健脾化痰、活血化淤、疏肝理气入手。

在这个方子里，延胡是常用的止痛药，民间常用"心痛欲死，速觅延胡"的说法。醋制过后，其止痛的效果更会加强。乳香和没药可以调气活血，定痛追毒，主治气血凝滞、心腹疼痛。两个药经常配伍使用，《医学衷中参西录》中就说："乳香、没药，二药并用，为宣通脏腑、流通经络之要药。"川郁金能够行气化淤，清心解郁。白檀香能够行气温中，也是治疗心绞痛的首选药。冰片因为有毒，我们只用了2克，用来通经络散风痰，疏肝理气。

大家只知道蛋清具有美容的功效，用来做面膜，其实它具有润肺利咽、清热解毒的药用价值。这些药配以蛋清调制，通过内关、膻中两穴，调理脾胃，作用于全身脏腑。

其实心绞痛的防治还要从日常抓起，少吃一些盐、油、辣、甜的食物，戒烟，只有这样心绞痛才能彻底地根治。

乳香胡椒祛风散，风湿疼痛用火攻

成分：白胡椒、乳香、没药、防风、荆芥各15克。

制法：打成细末，用瓶储藏防潮备用。

用法：用时将药粉放在病灶处，将纱布用陈醋浸泡后（不要太干）盖在药粉上，用燃烧的松枝在纱布上轻轻拍打，一日一次，连续三天。

功效：祛风散寒，活血排湿。（此法是阿拉伯医学和中华医学结合，汤瓶八诊传承的火疗法之一）

松枝的确是个好东西，可以祛风燥湿，杀虫止痒，活血安神。长期使用可以促进毛发再生，强健五脏，延年益寿。每天坚持将50根松针洗干净，切成约1厘米长，装入罐中加水煎煮，代茶饮用，每日3～4次，可以治疗高血压。

药王孙思邈就对松枝情有独钟，创立了服松子法、服松叶法、服松脂法等养生法。松枝具有易燃的特性，回族医学以此创造出了独特的火疗法，就是用点燃的松枝直接轻轻拍打患处。

我为我大伯治疗风湿痛的时候，就用上了这个方法。

我大伯是一个老回民，以前给生产队放牧，长期受寒淋雨，结果落下个风湿性关节炎。一到阴雨天疼痛就加剧，关节不能正常屈伸，还伴有恶风、头痛、发热的症状。试过了许多方子也不怎么见效，我每次回老家看他都非常心疼。有一次看中央电视台介绍说药王孙思邈创立了服松疗法，坚持终身，活了一百四十多岁，我灵光一闪想到了回族医学上运用松枝火疗活血排湿的方法。于是我就立马打电话给大伯，让他试一下乳香胡椒祛风散。

我先精选了一些药材，白胡椒、乳香、没药、防风、荆芥各15克。

因为古代医学认为风湿痛是由风邪与湿邪共同引起的，所以这些药不是祛风就是排湿。湿邪具有重浊、黏滞的特性，也就是俗话说的拖泥带水，故患有风湿病的患者也伴有小便不利和大便黏滞不爽的症状。

白胡椒热性高，能助体内阳气生火，达到祛风的效果。平时吃凉拌菜的时候，我们就常会加一点白胡椒面，可以去凉防寒。

乳香，有调气活血、定痛散寒的功效，另外对治疗大便黏滞效果也不错。没药，常作为乳香的臣药使用，与乳香配伍活血散淤、行气舒筋效果奇佳。

听防风这个名字，我们就能感觉到它跟风邪有关。对，它有祛风解表、排湿止痛的功效，适用于风湿痹痛、肢节疼痛的患者。

荆芥就是我们平常调黄瓜的荆芥，它入菜可以成就一道佳肴，入药可治各种疾病，配大黄可以清热通便，配白矾治小儿惊风，配防风可以祛风解表。它本身也有解表散寒的功效，常用来治疗感冒。

将这些药研成药粉，一次可以多制作点，用干燥的瓶子储存起来，用的时候取出来就可以了。把药粉撒在患者疼痛处，选一块能够遮盖全部药粉的纱布，用醋浸泡后，盖在药粉上。一切就绪，把准备好的松枝点燃，轻轻地拍打纱布，一日一次，三天一个疗程。

这个方法本身属于阿拉伯医学和中华医学结合的产物，汤瓶八诊传承的火疗法之一。火疗法本身就可以祛风散寒，活血排湿，对治疗和缓解腰部酸胀、风湿疼痛效果很好，再加上松枝的功效，可以达到有病治病、无病强身的效果。

今年春节回老家，我去看望大伯，看见里屋放了一大堆松枝。大伯告诉我那天给他说的那个方法很不错，几个疗程下来身体明显舒服了许多，现在疼痛关节对天气反应也不像以前那么明显了，自己看到了痊愈的希望，就让儿子给找了好多松枝存起来，打算长期坚持，直到完全摆脱风湿痛的那一天。

内伤外伤都可用麝香慰筋散

成分: 乳香、没药、波斯红花各 18 克,朱砂 15 克,麝香、冰片各 1.5 克,血竭 120 克。

制法: 将以上七味药共研细末,用瓶储藏防潮备用。

用法: 此散可止血,外皮未破内有淤伤则可用高度粮食酒调和外敷,同时也可每次口服 0.2 ~ 0.3 克。

功效: 活血化淤,消肿止痛,对伤筋动骨、骨肉损伤颇有疗效。(此方是中国回族武术界常用方)

湯瓶八診

回族香料香药内病外治疗法

回族人热衷于一项名为摔牛的运动,在这项活动中,动不动就会伤筋动骨,于是回族人就发明出一剂能够活血化淤、消肿止痛,对骨肉损伤有奇效的麝香慰筋散。在回族武术界它是与少林跌打止痛膏齐名的伤科跌打圣药。

它的制作方法也非常简单,取乳香、没药、波斯红花各 18 克,朱砂 15 克,麝香、冰片各 1.5 克,血竭 120 克。将这七味药研成细末,用干燥的瓶子储存起来,每当要用的时候,外敷在受伤的部位就可以了。

如果皮肤没破,也就是说受的是内伤,可以用高度的粮食酒调和一下再外敷。因为粮食酒中的乙醇可促进血液循环、扩张皮肤血管,从而活血通络、舒筋行气,还能提高药物本身活血化淤的功效。这样我们就能理解为什么喝醉的人皮肤红润了。

大家知道,猛然地跌扑、击打会造成软组织损伤,出现淤血。淤血壅滞、血闭气阻就会造成这块区域的疼痛和肿胀。因此我们在治疗时就以活血化淤为治疗原则。

这个麝香慰筋散里的麝香就是活血通经的圣药,非常名贵。它还和吗啡一样可以兴奋中枢神经，起到镇痛的作用，但又没有人体对吗啡产生依赖性那样的副作用。

冰片开达诸窍，无往不通，芳香之气能辟一切邪恶，与麝香不相伯仲，散郁火，去翳明目，消肿止痛。《本草汇言》上说它动辄与麝香同为桂附之助。《唐本草》说它"主心腹邪气，风湿积聚，耳聋。明目，去目赤肤翳"。但冰片一次不可多用。

乳香性辛、苦、温。入心、肝、脾经。活血，行气，止痛。主治淤阻气滞的脘腹疼痛、风湿痹痛、跌打损伤、痛经、产后腹痛等。

朱砂既可以清心镇痛，里边的硫化汞还可以杀死细菌，防止伤口感染。

波斯红花即我们常说的番红花，能够活血化淤，凉血解毒。

血竭可以帮忙止血，促进伤口愈合，具有止血生肌的功效。

我有一个朋友，他是一名武术教练，其实也是通过给他看病我们才认识的，他经常找我给他开跌打损伤之类的药。

两年前他自己开了一个武馆，想请我去给他兼职，因为练武之人难免出现跌打损伤，武馆里需要一个专业的骨伤科医生。因为有其他事情要忙，我就回绝了，但是我向他推荐了这个麝香慰筋散。

我并对他说："你只要回去在武馆里多配点这个药，就不用请医生了。"果真两年来，他没有请过一个医生，自己也没有来找我看过病。

上个月，在武馆两周年庆典上，他代表全体学生向我致谢说："感谢教授赠予的珍贵药方，我们才得以拥有健壮的身体。"

喜欢运动的朋友、学习体育的学生回家可以尝试制作一些储存起来，以备不时之需。这个麝香慰筋散的制作过程如此简单，每个人都做得好。如果哪天出现了意外损伤，您就可以取出一些敷在患处，效果非常不错，大家不妨一试。

不让患处留疤的好药——乳香生肌散

成分：乳香、没药、黄丹、三七、炒橡皮、龙骨（水飞）、煅石膏。

制法：将以上七味药共研细末，用瓶储藏防潮备用。

用法：用时以清洁小勺挖出少许，撒在破损患处。出血不止者再找些椿树叶研成粉状，撒在患处，效果更佳。

功效：止痛，止血，生肌。对各种外伤引发的出血不止颇有疗效。

在这个钢筋混凝土的世界里生活，时常会发现不是这里碰着了，就是那里擦着了，整天都是外伤不断。这些外伤也不怎么严重，去医院吧，太麻烦也犯不着，就自己在家用酒精消消毒，买个创可贴贴上。过几天，把创可贴撕掉，发现虽然伤口愈合了，但原本平整的肌肤上却冒出个难看的疤块。

身边的许多亲戚朋友就向我抱怨过这个问题，于是我就做了一些散剂送给家人朋友，让他们存放起来，以备不时之需。一段时间后，大家都反映乳香生肌散效果很好，于是我就把这个方子推广开了，每次有病人找我处理外伤，我就告诉他："你回去自己制作点这个药粉，以后再磕着碰着，自己在家就可以解决了，不用再找医生处理了。"

这个药方叫乳香生肌散。主要成分有乳香、没药、黄丹、三七、炒橡皮、龙骨（水飞）和煅石膏。选取以上七味药适量，共研成细末，用干燥瓶子储藏起来。出现外伤的时候就用清洁小勺挖出少许，撒在破损处。如果出血不止的话，就再找些椿树叶研成细粉撒上，可以增强止血的功效。

在这个方子里，乳香具有活血、行气和止痛的功效，主治跌打损伤。没药是古代西方最重视的香料，味苦辛，功效主要是散血祛淤，消肿定痛。与乳香配伍，对跌打损伤的疗效尤为显著。黄丹外用可以消炎生肌，但有小毒，配伍时加少量就可以。

三七是散淤止血、定痛生肌的圣药，是中药材中最珍贵的一类，清朝药学著作《本草纲目拾遗》中记载：人参补气第一，三七补血第一，味同而功亦等，故称人参三七。炒橡皮，是橡皮经过一定加工而成的，可生肌敛疮，治外伤出血及一切创伤。

龙骨其实就是古代动物骨骼的化石，当年安阳出的龙骨最好，平常划伤把龙骨研成末撒在伤口上，不多日伤口就会愈合，且不留伤疤，其收敛气血的功效令人惊叹。石膏煅后研末外用，能够治疗溃疡不敛、湿疹瘙痒、水火烫伤、外伤出血等外科病，有清热、收敛、生肌的作用。

正是有了这几味药，乳香生肌散才能止痛，止血，生肌，对各种外伤引发的出血都有疗效。我周围的亲戚朋友，基本上都知道这个方子，家里有小孩的更是备了好几瓶。现在我把这个方子介绍给大家，也希望通过大家再介绍给更多的人使用。

八香温脐膏——贴肚脐，治腹泻

成分：乳香、木香、沉香、母丁香、没药、肉桂各10克，麝香1.5克，大茴香、小茴香、当归、白芷各20克，黄丹320克，香油750克。

制法：先将上药共研细末，然后将香油在锅内加热，再加黄丹熬成膏状，将细末倒入搅匀，然后摊在不渗透的布或绵纸上备用。

用法：将脐腹处用温水洗净并擦干，将膏药制成大小适合的外贴。

功效：温暖脐腹、消冷止痛、祛寒止泻。

肚脐俗名肚脐眼，它与全身经络、五脏六腑都有着密切的关系，还是体内器官与外界交换氧气的重要通道。在正常情况下，肚脐是呈圆形或满月形的，这样才表示我们身体健康、精力充沛，脏腑功能也没有受损。

肚脐内连十二经脉、五脏六腑、四肢百骸，因而历来被医家视为治病要穴。尤其是儿童生病时怕打针，见到穿白衣服的都哇哇大哭，非常难缠。这时敷脐疗法就成了给他们治病的不二选择。原因有以下几个方面。

一、肚脐是腹壁最薄的地方，但是血管却很丰富，药物很好渗透、吸收；

二、敷脐疗法由于不是服用，不经过消化系统，也不经过肝脏代谢，所以减少了胃肠、肝脏等器官的负担，特别适合肠胃发育尚不成熟的婴幼儿；

三、此法所需药量少、见效快，在我所观察的患者中多数 1～2 天病情都会有明显好转，甚至有的患者几个小时就已经收到不错的效果。

制作八香温脐膏要选用乳香、木香、沉香、母丁香、没药、肉桂各10 克，麝香 1.5 克，大茴香、小茴香、当归、白芷各 20 克，将这些药物研成细末，然后将大概 750 克的香油在锅内加热，再加 320 克的黄丹熬成膏状，将细末倒入搅匀，最后摊在不渗透的布或绵纸上，这样一个我们常说的"狗皮膏药"就制作完成了。这里每种药物所需剂量可以根据个人体质等方面的身体状况来进行增减，年纪小的要减少剂量，年纪大的可以适当增加剂量。

记得有一次，一个妇女抱着孩子找我看病，进门放下孩子，孩子就开始拉稀，寒性腹泻非常严重。我就向她说了这个方法。三天后她又来找我让我给她开这几味药，并向我伸出大拇指说："大夫，您这方子真神奇，贴上的第一个晚上，孩子就一夜没有拉肚子。"

其实我们的肚脐非常柔弱，一不小心就会受凉受风，接着就会出现腹痛、腹泻、消化不良、女性痛经等病症。这个时候可以选用一些香料来温暖脐腹，消冷止痛。

乳香可以缓解诸经疼痛，调气活血。凡是脾胃大肠气滞所致诸证可以选木香，木香性温，入胃、大肠经。其芳香之气能升能降，可以通理三焦之气，尤其擅长行胃肠之气，兼有健脾消食之功效。沉香配木香可以行气补气，增加木香祛寒止泻的功效。肉桂是我们做菜常用的调味剂，既可以去除肉的油腻增加香气，又可以散寒止痛，温心暖脾。黄丹专治小儿疟疾，古代行走于江湖的郎中送它一绰号——鬼哭丹。大茴香、小茴香、当归、白芷都是散寒理气的。另外，小儿腹泻，肚子里边十分难受，免不了大哭大闹，这个时候配上麝香来稳定情绪，就能起到缓解疼痛的效果。

这个八香温脐膏能够温暖脐腹、消冷止痛、祛寒止泻，对付疟疾、痛经、腹痛。除了小孩，那些不想吃药或不方便吃药的朋友也可以采用这个贴肚脐的方法。

自制通经活络艾条止疼痛

组方：乳香、没药、麻黄、红花、川乌、草乌、甘草各等份，艾绒适量。

制作：将诸药混合研细为末，将适量的艾绒均匀地摊在草纸上，再将以上药末均匀地撒在艾绒上卷成艾条。艾条的粗度根据施治的部位而定，如施治部位是耳部、面部、手部可以细一点，背部、四肢等处可以用粗一点的艾条。

功效：具有活血化淤、通经活络、发表透里的功效。用于治疗各种肩周炎、颈椎病、风湿、类风湿、关节炎、腰间盘脱出、骨质增生等引起的疼痛。

老马是我儿时一个很好的玩伴，小时候关系特别好，但是他上完初中就辍学了，而我去上了高中、大学，从那以后我们的关系就疏远了，后来我进了省城，他就一直在老家附近的一个工厂上班。

由于老家还有很多亲戚，前年春节时，我和家人一起回老家过春节。大年初四，我正跟老家的亲人们在屋里聊天，从外面进来了一个很强壮的人，我仔细一看，原来是老马。见到他来我很高兴地说："原来是老马啊，好久没见了啊，快进屋里坐。"他也忙说："是啊，咱俩真是好长时间没说过话了啊。"

一番寒暄后，他郑重地对我说："我老婆最近两年肩疼得厉害，我带她去医院看了医生，说是得了肩周炎。"我就问他："你老婆的肩痛是什么样的啊？"他忙说："就是右边的肩疼，疼时是一阵一阵的，晚上疼得更厉害。"

我想了想又问："你老婆平时都干什么啊？"他说："又没工作，就是去田里干活，现在疼得厉害时就歇几天，稍微轻了就又去干活了。"我听了说："你老婆这肩部疼痛不好好治一下可能会恶化，甚至连洗脸、梳头、穿衣都很困难。"他听了忙说："那你给我说个方法吧，听说你是省城的名医啊，肯定有好方法的。"

我听了笑道："什么名医啊，都是别人给喊的，我可是不敢当啊，不过我给你说个方子，对治疗这肩周炎非常有效。"然后，我就找了张纸给他写了这么一个方子：乳香、没药、麻黄、红花、川乌、草乌、甘草各等份，艾绒适量。将诸药混合研细为末，将适量的艾绒均匀地摊在草纸上，再将以上药末均匀地撒在艾绒上卷成艾条，用时点燃卷成的艾条在疼痛的部位熏疗。

又是一年过去了，春节又到了，回老家时老马又去找我了，对我说他老婆的肩痛好了，就是用我给他说的方法治好的。

乳香是乳香树的树干经切伤后流出的树脂，有调气活血、定痛、消肿、生肌之功能。

没药也是树脂，又名末药，有活血止痛、消肿生肌等功效。麻黄有发汗散寒、宣肺平喘、利水消肿的功效。红花能活血通经、散淤止痛。川乌可以祛风除湿、温经止痛。草乌具有搜风胜湿、散寒止痛、开痰消肿的作用。甘草能补脾益气、清热解毒、祛痰止咳、缓急止痛、调和诸药。

用以上几味药制成的艾条具有活血化淤、通经活络、发表透里的功效，对各种肩周炎、颈椎病、风湿、类风湿、关节炎、腰间盘脱出、骨质增生等造成的疼痛有很好的疗效。深受这些疼痛性疾病折磨的朋友可以试一下，相信会有不错的效果。

舒体强身方，去斑又减肥

组方：白术、人参、赤芍、茯苓、淫羊藿、狗脊、桑寄生、羌活、独活、防风、海桐皮、当归、黄芪、牛膝、木瓜、杜仲、威灵仙、秦艽、防己、千年健、桑枝、细辛、川芎、生地黄、桂枝各等份，艾绒适量。

制作：将诸药混合研细为末，将适量的艾绒均匀地摊在草纸上，再将以上药末均匀地撒在艾绒上卷成艾条。

功效：行气活血、温中散寒、培元固本、强身健体。本方可用来祛斑、美白、减肥、瘦身，对于风湿冷痛、腰肌劳损、伤风、胃痛也有显著的效果。

小王现在是一名大学生，自小脸上就长了很多斑，这严重影响了小王的形象，而本来就不漂亮的她又比较胖，这样更是雪上加霜了，她每天都活在自卑的阴影里，很少打开心扉与别人交往，本来到了该谈恋爱的年龄，却没有交过一个男友。

这天是我坐诊，她怀着忐忑的心情来到了诊室。我问她："怎么了，哪里不舒服？"

她说："没哪里不舒服。"我就觉得奇怪了，又问："那你来医院干啥啊，有什么别的事？"她忙说："我想让你给我看看我脸上的斑能不能治，这些东西让我觉得很难受。"

我看了看说："可以给你调调，整体状态好了，斑啊什么的自然就消了。"她听了好像跟被囚禁的小鸟又获得了自由一样，看我正准备给她开药方，突然又问我："那你开的药方能不能顺便有点减肥的作用，看我这身板，我自己都受不了。"

听了她的话，我想了想对她说："好，我就给你开个既能治脸上的斑同时又有减肥功效的方子。"

她听了脸上出现了一丝微笑，于是我就给她开了舒体强身方，取白术、人参、赤芍、茯苓、淫羊藿、狗脊、桑寄生、羌活、独活、防风、海桐皮、当归、黄芪、牛膝、木瓜、杜仲、威灵仙、秦艽、防己、千年健、桑枝、细辛、川芎、生地黄、桂枝各等份，艾绒适量。将这些药混合研细为末，将适量的艾绒均匀地摊在草纸上，再将以上药末均匀地撒在艾绒上后卷成艾条。

我告诉她："用这些药制成的艾条治疗脸上的斑时，需用相对比较细一点的，这样比较方便，点燃艾条在有斑的部位持续薰灸到发热，然后换部位，这样持续一段时间就行，每天坚持薰灸。想减肥的话，可以用这种艾条薰灸身体的不同部位，主要是肥胖的部位。不过要注意的是艾条不要离脸太近，也不要让药灰掉到脸上。"她听了点了点头，就拿着药方去抓药了。

过了一段时间后，小王陪她同学来看病，我刚开始并没有看出是她，直到她跟我打招呼并给我道谢时我才想起来。现在的她脸上的斑少多了，颜色也没以前深了，身体也苗条了不少。

白术、人参、赤芍、茯苓、淫羊藿、狗脊、桑寄生、羌活、独活、防风、海桐皮、当归、黄芪、牛膝、木瓜、杜仲、威灵仙、秦艽、防己、千年健、桑枝、细辛、川芎、生地黄、桂枝这些药混合在一起有行气活血、温中散寒、培元固本、强身健体的作用。

相信不少朋友都会被脸上的斑、肥胖的身体困扰，那就不妨尝试一下这个舒体强身方，本方可祛斑、美白、减肥、瘦身，同时还对风湿冷痛、腰肌劳损、伤风、胃痛有显著的治疗效果，对于有这些病痛的人也是一个不错的选择。

各种关节痛都可用减脂祛风方

组方： 红花、当归、白芷、熟地、丁香、远志、血竭、仙茅、秦艽、石菖蒲、五加皮、老鹳草、追地风、荷叶、白花蛇草、人参、党参、苦参、天麻、枸杞子、柏子仁、桂枝、桂皮、桑枝、半边莲、半枝莲、穿心莲、制川乌、制草乌、仙人掌、梅片、樟脑、朴硝、全蝎、蝉蜕各等份，麝香、艾绒适量。

制作： 将诸药混合研细为末，将适量的艾绒均匀地摊在草纸上，再将以上药末均匀地撒在艾绒上卷成艾条。

功效： 祛风散寒、活血化淤、行气通络。对各种风湿、类风湿、关节炎、痛风、颈椎病等疾病具有良好的治疗作用，同时对施药部位有明显的消脂减肥作用。

在各种关节炎中，类风湿性关节炎可谓是最让人身心受折磨的一种。

类风湿是一种自身免疫性疾病，可能与内分泌、营养、地理、职业、心理和社会环境有关，细菌和病毒感染及遗传因素对它也有一定的影响，以慢性、对称性、多滑膜关节炎和关节外病变为主要临床表现。该病好发于手、腕、足等小关节，反复发作，呈对称分布。早期有关节红肿热痛和功能障碍，晚期关节可出现不同程度的僵硬畸形，并伴有骨骼肌的萎缩，极易致残。

在我所接触的病人中，患类风湿性关节炎的不少，老焦就是不幸的一位。那天下午我坐诊，进来了一位40多岁的中年男人，他就是老焦。刚坐下他就说："我这两条腿疼得不得了，就这膝盖处最疼，还有这两只手的手指头也疼，特别是我在握东西时。"

我听他这么一说，就想到应该是关节炎，但还不敢确定是哪种。然后，我拉过他的手看了看，手指头看起来有点弯曲，随后又问他："你平时都有什么感觉和症状？"

他说："就是早上刚睡起来的时候腿不好弯曲，很僵硬，手指头也是，刚活动时很疼，活动一会儿就不疼了。这都好长时间了，这两天看着指头好像有一点弯曲。"

听他这么一说，我就基本确定他是患上了类风湿性关节炎。经过一些检查后，最终确诊，我的判断没错。

我告诉他说："你患的这个病是类风湿性关节炎，得抓紧时间治疗。"

他听了我的话后急忙说："那你赶紧给我开点药吧。"

我清楚这种病很难治，至今也没有特效疗法，但不好治不一定不能控制和缓解，我就知道一个方子对类风湿性关节炎很有疗效，于是我就给他开了这个方子。

这就是减脂祛风方，取红花、当归、白芷、熟地、丁香、远志、血竭、仙茅、秦艽、石菖蒲、五加皮、老鹳草、追地风、荷叶、白花蛇草、人参、党参、苦参、天麻、枸杞子、柏子仁、桂枝、桂皮、桑枝、

汤瓶八诊 回族香料香药内病外治疗法

半边莲、半枝莲、穿心莲、制川乌、制草乌、仙人掌、梅片、樟脑、朴硝、全蝎、蝉蜕各等份，麝香、艾绒适量。

将这些药混合研细为末，将适量的艾绒均匀地摊在草纸上，再将以上药末均匀地撒在艾绒上卷成艾条，用时点燃艾条在疼痛的关节部位灸就行。

半年后我又在医院见到了他，我问他："又来看什么病啊？还是来看关节炎？"

他忙说："不是，我那关节炎自从用了你给开的熏疗的方子后，这一天比一天轻，虽然还没有康复，但我相信会慢慢好的。我今天是陪朋友来的。"听到他这样说，我非常高兴。

这个药方中的药很多，这三十多种药各有各的作用，就像红花可以活血通经、散淤止痛，当归有补血活血、抑菌、抗动脉硬化的作用，白芷能够祛风湿、活血排脓、生肌止痛。而将这三十多种药混合起来制成的减脂祛风方就有祛风散寒、活血化淤、行气通络的作用，它能够治疗各种风湿、类风湿、关节炎、痛风、颈椎病等疾病，同时对施药部位有明显的消脂减肥作用。

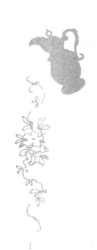

第七章

汤瓶油疗常用的精油配方

古为今用、洋为中用——香药精油在汤瓶八诊中的应用

汤瓶八诊疗法本着古为今用、洋为中用的原则，既秉承回族的保健方式，又充分利用香药、香料，乃至新兴的精油产品。在治病健身的同时，也关注大家的身心平衡和外貌之美。目前，汤瓶八诊常使用的精油保健方法有以下几种：

一、**精油经脉梳理法**。把两三种单方精油，每种取一滴，稀释于3～4毫升的植物按摩油中，做脸部、头部、颈肩部等身体部位的按摩调理。此法可排除体内毒素，加速血液循环。不同的精油具有不同的疗效，高品质的精油更让人有温馨舒适的感觉，其疗效也更显著。

二、**精油熏蒸法**。熏蒸法有两种。一是通过水雾熏蒸床，在水中加入精油，通过熏蒸床加热后蒸腾出如雾似幻的水汽，通过水雾发挥精油的作用，达到舒筋活血、通脉开窍之目的。二是把精油放入香熏精油炉中点燃，让香味徐徐释放到空气中，起到静心安神、调节情绪、促进血液循环的作用，从而达到养生保健之目的。

三、**精油刮痧法**。根据不同症状选择相应的精油，配合刮痧使用，使精油起到事半功倍的效果。这可以有效地疏通经络、祛邪扶正，达到养生保健的目的。

四、**香熏沐浴法**。可直接将精油滴入浴盆和浴缸使用，也可将精油掺在水中，淋到桑拿房的石头上。这样能杀菌灭毒，滋养皮肤，养护细胞，同时还可以促进皮肤代谢。

五、**精油养生护肤法**。根据每个人不同的特点，把配好的精油涂抹于全身，并配合汤瓶八诊的头诊、面诊、耳诊、手诊、脚诊、脉诊使用。这种直接使用的精油一定要是品质好的单方精油，现用现配。通过诊疗师的独特手法，精油可以通过毛孔被人体的细胞吸收，起到舒筋活

血、养生保健之目的，同时也可以提升皮肤质量，抗衰老。

六、香熏手脚保健。回族汤瓶八诊末梢经络根传法是对手至手臂、脚至小腿的经脉窍穴及异经奇脉进行操作，通过拨、捏、按、推、点、颤、摇的手法，并配合震骨板、经窍仪等器具施治，达到激发潜能、疏通经络、清除沉淀在脚部的脉结石的目的。在施治前，一般先用香药熬水泡脚，如用精油取代会更简便。

简单认识汤瓶八诊中常使用的精油与药油

芳香植物精油是从植物的花、果、根、茎、叶、皮、树脂中直接以蒸馏或压榨的方式萃取出来的。原料一般都是新鲜的，很大程度上保留了植物的天然性。

中草药油萃取的原料大多是已经炮制过的中药药材，虽然和精油所用的植物有些是相同的，但是制成的药油药用价值比较大。

功效原理：芳香植物精油适用于日常保健，能营造舒适的休息氛围。中草药油有极强的针对性，以传统中药的升降沉浮、四气五味、君臣佐使的原理组方，按照人体经络的循行和脏腑辨证等进行健康调理。

吸收代谢：两种油都有分子颗粒小、容易被人体吸收利用的特点。

适用人群：芳香植物精油主要作用于人体的神经系统、呼吸系统、淋巴系统，抑制和疏泄效果比较好，但身体虚弱和对花粉过敏的人要慎用。

中草药精油可以补泻兼施，虚可补，实可泻，直接作用于气血、脏腑、经络的循环，以治病为主。

操作过程：使用芳香植物精油时操作的手法要舒缓。中草药精油使用起来比较简单，以疏通为主，对手法没有过多的要求，能使药油达到渗透和吸收的目的，取得较好的治疗效果就可以。

改善供血，祛除风湿寒气的松肩舒颈药油

成分：桂枝、藏红花、续断、当归、骨碎补。

目的：排肩颈部寒湿。

效果：祛除风湿寒三邪，排肩颈部寒湿，活血化淤，改善头部供血、供氧，缓解神经麻痹，消肿痛。

　　前面我们说了，治疗肩周炎等颈肩问题可以用经络贴，用松肩舒颈油也有很好的效果。不但肩周炎，像平时受风了，肩膀疼，或者长时间伏案工作的人，颈椎生理弯曲变直，颈部骨质增生等，都可以用这个药油。

　　把桂枝、藏红花、续断、当归、骨碎补买回家，将这些药物共同放置在一个罐子里，倒入植物油浸泡数天（一般夏季两天即可，冬季需要七天左右），然后用大火煮至沸腾后再改用文火细熬，最后去渣留油。每天把药油涂抹在肩部，涂抹均匀，用大拇指和手掌，从肩膀到颈部，反复来回用力按摩。

　　如果是肩周炎的话，少则几天，多则二十几天，再配合一些肩部的活动，肩周炎基本就可以治好了。

　　这个方法我的一个好朋友用过，他治好之后，又推荐给了其他几位受肩颈疼痛折磨的朋友，一段时间后，他们都反映说这个方法效果很

好。这个朋友是我一生最敬重的人之一，他是抗战时期军队的干部，也是老资格了，他的很多战友都做了省部级干部，而这个朴实的老头把毕生的情与爱都献给了塞上江南——宁夏。他是值得人们尊敬的一个好老头，他的名字叫金石。

治疗常见的肩颈部问题以祛风散寒、解痉通络、活血化淤为主。桂枝既能祛除风寒，又能够温经通脉，提升体内阳气。《本草汇言》上说，桂枝是散风寒、祛除体表的邪气、治疗关节风痛的要药。藏红花作为一种常见的香料，其祛风镇静的效果是非常好的。续断、当归、骨碎补能够补肾强骨，扶持体内阳气，正气固，则百病不可侵。

药材在制成药油后，毒副作用会变小，疗效也持久稳定，在保持药物功效的同时再配上推按等操作，对缓解肩颈疼痛，改善头部供血、供氧，缓解神经麻痹，消除肿痛就有更好的疗效了。

如果不是简单的肩颈部疼痛，而是比较严重的肩周炎，在用药物治疗的基础上，就还得配以康复疗法。比如每天早上可以抡胳膊，正抡 40 下，反抡 40 下。还要爬墙，在墙上高处画条白线，每天面对墙壁，双脚不动，双手向上伸，尝试着碰触白线。开始时会感觉到困难，但这个病就是得禁住疼才能治好。

体质弱、脑供血不足可用行气活血药油

成分：人参、党参、黄芪、白术、乳香、没药。

目的：调督脉、膀胱经、带脉。

效果：促气血循环，加强机体排毒功能，生津、安神、补脾益肺。

很多处在青春期的女孩子，如果蹲着猛然站起会出现眩晕、两眼发黑、看见"星星"的情况。这多半是低血压引起的，在低体位状态突然发生改变时，会造成大脑短时间的供血不足。

青春期的孩子正处于长身体的时间段，如果不注意饮食，营养很容易跟不上，加上现在的女孩子个个都梦想成为赵飞燕，对自己的食欲是一忍再忍，结果造成体内血液的流动缓慢无力，引发了一系列的症状。

我就碰见过这样一个二十多岁的小姑娘，身子瘦得像纸片一样，面色苍白，毫无色泽，举手投足之间毫无生气，说话时更是感觉中气不足。最近一个月她就晕倒了四次，平时稍微运动一下就气喘吁吁，还出现了胸闷的症状。我问她胃口怎么样，她说现在自己已经得了厌食症，正在治疗过程中，但是这个晕厥让她很担心，生怕哪一天自己晕倒了身边没有人照顾，所以赶紧来看看。

她就是因为营养跟不上，体质差引起的低血压。我本想建议她吃些补养的东西，但转念一想，她连水果基本都吃不下，更别说有补养作用的食物了。她这种情况怎么办呢？只能用我擅长的外治法了。她现在的厌食症尚未调理过来，强迫她吃东西真不一定能起到作用，于是我就选择了中药油的方法。

我选取人参、党参、黄芪、白术、乳香、没药几个行气活血的要药，让她回家制成药油，睡前在自己的脊柱、脊柱两旁的肌肉和腰部涂抹按摩。

人参是大补元气的圣药，既可补气又能生津，可扶正祛邪，增强体质。党参也是临床上常用的补气药，现代医学证明还可以扩张血管。黄芪具有生血补血的独特功效，白术、乳香、没药补脾益肺、行气活血的功效相当不错。

后背脊柱是中医督脉的位置，只要是阳气衰弱都可以在督脉上找到合适的窍穴进行治疗，按摩督脉上的各窍穴可以提高机体温煦固摄的能力。脊柱两侧就是汤瓶异经奇脉里的背部奇脉所在的地方，对胸闷、低血压、脏腑疾病、男女科疾病等有不错的治疗作用。腰在回医看来是很重要的一个部位，对全身疾患都有治疗效果，还能治疗女性常见的腰痛、经带病等，在腰处施治可以缓解这个女孩的全身症状，还能固摄肾气。

平常体质虚弱、气虚尿频、食欲不振或是感觉自己排毒不畅的话都可以选用此法，能够起到很好的排毒安神、补脾益肺，促进血液循环的效果。

行气活脉药油——帮助女性调理内分泌

> **成分：**白芷、桂枝、王不留行、茴香、藏红花、肉桂。
>
> **目的：**疏通周身异经奇脉。
>
> **效果：**补充经络所需能量，平衡内分泌，促进代谢。舒经活络，散风除湿、温肾散寒。

内分泌失调是让众多女性都非常头疼的问题，倒不是因为它会给身体带来多大的痛楚，而是它会毁掉女性的容貌并埋下很多健康隐患。女性之间打趣时经常会说："你内分泌失调了吧。"由此可见，这个问题倒是挺普遍的。

其实不管男性女性，身体内都在同时释放着雄性激素和雌性激素，只是女性雌性激素分泌得多，男性雄性激素分泌得多，这样才有了男女各自的性征。但是如果内分泌失调的话，雌性激素和雄性激素的比例就会发生改变，一大堆让女性朋友抓狂的问题也随之而来了。斑在靓丽的脸上迅速蔓延，不管用什么化妆品都无济于事。洁白的肌肤上长出了可怕的体毛，乌黑秀发里藏着几根白发，等等，这些都有可能是身体内的性激素分泌发生改变而引起的症状。

1986年，为了更好地宣传宁夏，也想通过回族艺术的展示让马来西亚的朋友更了解宁夏，了解中国，我和宁夏文化厅商议，投资成立了宁夏青年民族艺术团。在赴马来西亚访演期间，我们经常和当地的一些艺人往来。有一天马来西亚本地一个艺人神秘地把我拉到一旁，我问她有什么事，她对我讲："你经常去皇宫给我们的元首治病，我想向您请教一些问题。"

她说自己这些日子脸上长出了很多斑，各种名贵的化妆品都试了也没有什么用，原本引以为傲的肌肤失去了光泽，脾气也变得暴躁了，因为一点小事就会跟身边的人争吵。虽然有时候知道自己错了，但还是控制不住自己的情绪，老公说她提前进入了更年期。有一次做梦，梦见自己变成了毛孩，醒后非常害怕。这些她都不敢让别人知道，怕被人笑话，心里觉得怪怪的，想问问是不是得了什么病。

她这是典型的内分泌失调的症状，像化妆品、排毒养颜之类的化学产品，不但不能平衡内分泌，还会雪上加霜。

我向她推荐了一个方法：把白芷、桂枝、王不留行、茴香、藏红花、肉桂的植物提取油调和在一起，晚上涂抹于脊柱和脊柱两旁、颈部、腰部，再揉搓按摩，直至发热。这样能平衡内分泌，促进代谢。开始的时候她不大会弄，我就让她去我在马来西亚开设的汤瓶八诊公司，找女诊疗师给她调理，做几次后她也就在家依葫芦画瓢自己做了。

内分泌的问题主要通过舒经活络、温养脏器、活血化淤、行气补血的方法来治疗。

白芷入脾、肺、胃经，可以解表散寒，通鼻开窍；茴香可以开胃进食，对健胃行气有不错的效果；桂枝、肉桂可以助阳化气；藏红花在国外被广泛用于镇静，所以可以起到稳定情绪的效果。至于王不留行就更不用说了，它入肝经和胃经，可以活血通经，利尿通淋。所谓通淋就是清热利湿，驱除体内热邪和湿邪，李时珍说此药性子急，一旦入药，其行气活血的功效就是君王的命令也留不住它。

现在有这方面烦恼的女性很多，无论是正在接受相关治疗的朋友还是默默忍受的朋友，都可以在家里自己试着做一下，又治病又舒服又能护肤美容，一箭三雕啊。

养血护本药油温补我们的肾阳

成分：蛇床子、五味子、双肾子、升麻、菟丝子。

目的：调理任脉，强化卵巢、子宫。

效果：有效滋补元气，补血、养血，调节腺体分泌。补肾益肺、温肾壮阳，消水肿，对于腰膝酸软、目昏耳鸣乃至妇科炎症都有疗效。

谢小姐 30 岁出头，身体不是很舒服，到医院检查，中医大夫说她是肾阳虚。她不明白什么是肾阳虚，因为认识我，所以专门又跑来问我，说医院的大夫没空给她细讲，让我好好解释解释。

许多女性朋友认为肾虚只是男人的专利，其实女性肾虚的比例并不低于男性。现代社会的生存压力都很大，像谢小姐这类长期超负荷工作，神经紧绷，生活无规律的人，很容易将人体的代谢平衡打破，出现身体亏虚的症状。

谢小姐说她晚上睡觉睡得不深，白天萎靡不振，坐在办公桌前一段时间就感觉腰部酸痛，好像腰里面都是空的一样，身体没有了支撑，晚上看电视总要再用一个毛巾被裹住身体，脚总是冷的，怎么捂都捂不暖，这些确实是肾阳虚的症状。

肾是人体很重要的脏器。肾虚的人不管阴虚还是阳虚都会感觉到腰部酸软。生理上肾主水纳气，平衡阴阳二气，肾虚的人会出现尿不净的情况，这就是因为肾固摄水分的功能减弱了。除此以外，还可能引发食欲不振、月经不调、带下、性欲冷淡、早泄阳痿等一系列的症状。

肾虚并非要一味地吃补药，如果盲目吃壮阳食物，往往会适得其反。我向她推荐了一个养血护本的草药油，主要成分是蛇床子、五味子、双肾子、生麻、菟丝子。睡前在胸腹部正中线的位置和腹部涂抹一些药油进行揉搓按摩，这有助于滋补元气，补血、养血，对腰膝酸软、目昏耳鸣、带下等妇科炎症有很好的疗效。

她用了一阵子，感觉还不错，气色好了不说，月经也正常了。这个方法很容易操作，配着按摩的手法既可以通经活络又可以放松一天的疲惫，选用的药材也很少，完全可以在药店买一些，回家自制成药油。

蛇床子在古代就多用于治疗阳痿，是温肾壮阳的良药。

五味子顾名思义即有辛、甘、酸、苦、咸五味，它能对人体心、肝、脾、肺、肾发生作用，使脏器保持平衡，不至于在肾受损时连累其他脏器。

双肾子能消炎、解毒，升麻可以提升肾内的阳气，有升举阳气的作用。

而菟丝子具有补肾益精、养肝明目、安胎的功效，被广泛用于治疗腰膝酸痛、阳痿、早泄、遗精、遗尿、耳鸣、头晕眼花、视力减退、带下等症。

五种药物各司其职，各尽其能，共助人体阴阳两气恢复平衡。

这个方法不只适用于女性朋友，男同胞们一样适用。现代人生活节奏快，情志、环境、饮食的问题都可能引起肾虚。所以每天下班回到家的时候，用我说的方法跟家人相互按摩一下，效果非常不错。

汤瓶八诊
回族香料香药内病外治疗法——

通脉清垢液，消除人体三垢

> **成分**：藏红花、川芎、丹参、白芷、细辛。
> **目的**：活络关节，清除骨垢。
> **效果**：活血化淤、祛风定痛、行气通络、解表散寒。

汤瓶八诊是中国回族医学文化的瑰宝，它的保健理论就是八个字：清除三垢，身心平衡。汤瓶八诊依据的是回族医学的一套理论，回医认为人体之所以会发生疾病，是体内出现了骨垢、血垢和毒垢。治疗的目的就是把这三种污垢清除出体外。

骨垢是随着年龄的增长，无机物相对增多，沉淀在骨内形成的垃圾。就像是附着在水管上的铁锈，影响了骨骼本身的呼吸及脉络的气机运行，骨骼就会因此失去柔韧性，变得粗糙、僵硬、易断，像老年人就容易发生骨折。骨头里有了垃圾就需要去清理，我这就给大家提供一个好的方法。

我很愿意接触年纪大我一些的人，可以从他们身上学到更多的东西。我也经常"贿赂"他们，经常送给他们一些我自制的药油。

我送他们的药油主要就是通脉清垢的，因为年纪大的人骨头很重要，骨垢少了，骨骼就健康，不容易骨折，也不会动不动就腰酸腿疼。

这种药油的原料是藏红花、川芎、丹参、白芷、细辛，每天睡前用药油揉搓关节处和后背脊柱、脊柱两边的背部奇脉，直至发热。它不但可以清除骨垢，还能活血化淤、行气通络、祛风定痛、解表散寒，平常淤血肿痛、风湿疼痛都可以用。

清代赵学敏的《本草纲目拾遗》记载，藏红花泡茶喝，可以散心中忧闷，使人心情开朗。藏红花是世界上最贵重的香料之一，国外主要用于镇静、祛风，国内医学界多用于活血化瘀、凉血解毒、解郁安神。

而川芎更是集行气、祛风、活血的作用于一身，再加上祛风、散寒、助阳的丹参、白芷、细辛，其通脉清垢的效果可想而知。

能改善男女性功能的固元强肾药油

成分：枸杞、熟地黄、附子、杜仲、肉桂、当归。

方法：震颤以神阙和命门为主的腹部、腰部，直至有发热感。

效果：补精益髓，调理肝肾功能，提升免疫力，温化寒湿，暖身升阳，改善男女性功能，对腰脊疼痛有特效。

枸杞是名贵的药材和滋补品，是宁夏的五宝之一。现在它已走入寻常百姓家，平常去饭馆吃饭，你会发现有些佳肴里有些"红豆豆"，这就是枸杞，细嚼还有甜味。

我也经常拿枸杞泡茶喝或是直接嚼着吃，回家的时候煮粥喝一定要放点这个东西。就连朋友和合作伙伴来我公司，我也都用枸杞泡茶来款待他们。

长期服用枸杞可以扶正固本，生精补髓，它有滋阴补肾、益气安神、强身健体、延缓衰老的效果，特别是女性朋友，可以用它来抗衰老，保养肌肤。

熟地黄性温，可以补血滋阴，益精填髓。平常在家，可以取 30 克熟地黄用纱布包裹，加上 500 毫升的水，煮沸数次，待药汁呈棕黄色，再放入陈皮 10 克、糯米 40 克煮沸，一锅营养丰富的粥就煮成了。此粥对治疗妇女不育不孕、月经不调、崩漏下血有很好的辅助效果。

像当归、肉桂、杜仲都可以食药两用，平常煮羊骨汤、鸡汤之类的都可以放一点，很多家庭已经当它们是调味料了。其实汤里加点当归、肉桂可以治疗风寒感冒和咳嗽，平喘止逆，补火助阳，对肾虚患者也有效果。

性功能不好的人可以把枸杞、熟地黄、附子、杜仲、肉桂、当归制成的药油涂抹在腹部、腰部（主要集中在肚脐和肾脏两个部位）用双手揉搓按摩，直到有发热感。

这个方法可以补精益髓，调理肝肾功能，提升免疫力，对温化寒湿、暖身升阳、改善男女性功能以及腰脊疼痛有独特的功效。

另外要告诫大家的是，因为这个方子里大多是补阳的药物，所以肾阴虚的患者不要使用。

也就是说，虽然你也出现了腰部酸痛、早泄等症状，但如果不伴有四肢冰冷、畏寒，而是出现烦躁易怒，手心、脚心摸着发烫的症状就不要使用这个方法了。

用追风舒络药油按摩脚，摆脱亚健康状态

成分： 防风、姜、独活、艾叶、藏红花、白芷。

目的： 通过调理脚部而调理全身。

效果： 解表散寒、疏经排毒、活血、消水肿、调理气血、增强免疫力、调节男女性功能。

大家都知道泡脚的好处，一个普普通通的足浴盆有的要卖到三四百块钱。脚是最任劳任怨的部位，成天走路，又经常会受凉，如果我们稍微关心它一下，那它给我们健康的回报甚至会出乎我们的想象。

用药油按摩脚部会起到这种事半功倍的效果，而且简单方便，实惠经济，疗效又是实实在在的。

在宁夏的汤瓶八诊理疗机构里有一对常客，是母女两个，我对她们的印象很深。她们第一次来是因为这个女孩怀孕了，前几天又得了风寒感冒，虽然好些了，但没好利索，家里人又不敢给她吃药，怕影响胎儿。

她妈妈为这事特别愁，一见面就跟我说："教授，我女儿这几天总感觉没什么食欲，感冒也没好利索，她婆婆怕吃药伤胎气，只想着给他们家传宗接代，也不为我女儿想。能不能不吃药啊？现在我女儿就我一个人照顾，我女婿总说忙，女儿还让我管，越说我越生气。"我跟她开玩笑说："你女婿有特异功能，快让你成了'气功大师'了。"

其实这女孩平常体质很好，就是瘦一点，开朗活泼，也很喜欢运动，所以出现这样的症状应该是暂时的，通过外治的方法调理就会没事。

我想了想说："这样吧，你去药店买点防风、姜、独活、艾叶、藏红花、白芷。用麻油泡上几天，再大火熬上几十分钟，制成药油，每天用这药油给她揉揉脚就没事了。不过她现在怀孕，先到我这里来调理，你可以跟着理疗师学习学习，看她怎么弄的，然后回去给你女儿弄。"

脚上常用的窍穴有 60 多个，它们和脏腑脉脉相连，络络相牵，和全身器官都有关系，所以脚诊会起到调理全身脏器的作用。风寒感冒的时候，气血不足，阳气衰弱，就会感觉到双脚发凉，冒冷汗。

这个时候揉揉脚会感觉舒服一点，再配上药物治疗，效果就更显著了。但给孕妇施治要注意一点，要有医学知识的人为她调理才比较安全。

我们再看看药油里的材料，姜大家都不陌生，味道辛辣，具有发汗解表、温中止呕、温肺止咳等功效。感冒的时候一碗热姜汤可以驱走风寒，坐车头晕的时候一片薄薄的姜片可以温中止呕。

艾叶经常被用来煮面和做汤，其实它具有很好的药用价值，对女性月经不调、妊娠下血、腹痛很有效。

而防风顾名思义就是可以祛风解表了。独活也是用来散寒的祛风药。白芷和藏红花都可以调理气血。另外，藏红花还有镇静安神的疗效。

用这些药物制成药油，按摩双脚，可以解表散寒、疏经排毒、活血、消水肿、调理气血、增强免疫力、调节男女性功能。

回到家如果没事的话，可以用这个药油给自己的爱人、父母揉揉脚，想必里边浓浓的情意要比这些祛风散寒的药物更能温暖人心。

把汤瓶八诊的药油推荐给大家一直以来都是我的愿望，因为在汤瓶八诊的发展过程中，得到了来自国家、地方政府、各族人民的大力支持，我很想尽自己的微薄之力来回馈社会和人民。

现在从中央政府到地方政府对民众的健康都十分关注。特别是亚健康人群的问题，越来越受到重视。回族汤瓶八诊疗法作为亚健康人群的调理方法之一，在国务院、文化部及宁夏回族自治区人民政府和宁夏卫生厅、宁夏医科大学的支持下，正在散发着它的活力。

我真心希望国家级非物质文化遗产回医回药汤瓶八诊疗法，能造福各族人民，为促进民族团结、打造和谐社会增光添彩。

爱国是爱教的一部分。我将终生致力于更好地传承国家非物质文化遗产，让各族人民都能有个好身体，睡个安稳觉。

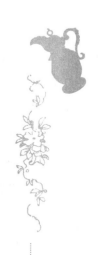

第 八 章

精油是香料的升华

给肌肤的爱

现代医学已证实，从香料、香药中提取的精油不但能护肤养颜、润色增光，还具备洁面清痘、消斑祛痕之功效。

香茅中提取的精华能清热利尿、凉血止血、安神悦心。丁香中提取的精华可以收敛伤口、防止发炎，对治疗疥癣、改善粗糙肌肤、止痛、改善贫血、驱虫都有作用。阿拉伯胡葱中的精华具有温中、下气的作用，能治水肿、胀满、肿毒。从熏衣草、玫瑰花、天竺葵、茉莉花等上百种天然植物中提取的精华都可以用在保健、养生、美容等方面。

《红楼梦》中就有这样一段记载：宝钗有个病根，什么名医仙药都不管用，有人说这是胎里带来的一股热毒，给了一个海上方，虽未去根，但发病时吃一丸就好。这海上方的组成是春天开的白牡丹花蕊十二两，夏天开的白荷花蕊十二两，秋天开的白芙蓉花蕊十二两，冬天开的白梅花蕊十二两，将这四样花蕊在第二年春分这日晒干，跟和尚给的一包作引子的药末一齐研好，做成丸后埋于花树底下，吃的时候用十二分黄柏煎汤送下。可见，香药的应用是无处不在的，并且早就受到了人们的重视。

就香药的品种来说，阿拉伯等地的要比我们国家的多一些，我们现在熟知的一些香药都是从阿拉伯地区引进过来的。沉香、蜜香、降真香、白胶香、熏陆香、没药、安息香、苏合香、笃褥香、龙脑香、返魂香等在《神农本草经》中无入药记载，是西汉张骞出使西域之后，由熏衣除臭之用后逐渐发展为药用的。

沉香，出天竺诸国，以前有人认为它没别的用处，只能熏衣除臭。《本草纲目》上则认为沉香可以祛除邪鬼之气，让人精神清明。蜜香，《法华经》注：木蜜，香蜜也，树形似槐而香，伐之五六年乃取其香。《异物志》上说它"其叶如椿，树生千岁，斫仆之，四五岁乃往看，已

汤瓶八诊

回族香料香药内病外治疗法——

腐败，惟中节坚贞者是香"。蜜香能辟恶气，杀鬼精。凡此种种，不胜枚举。

异域之香，进入中土，由清洁除秽渐渐入药。时至今日，生活进入了化学时代，熏衣除秽也由天然香药变成了化学材料，对天然香药的忽视让我们错失了很多健康的、让人心旷神怡的悠远而芳香的气味。

不用说医学专著，就从《红楼梦》中都可以看出来自阿拉伯的异域之香和中华医学的密切关联。为了让大家更多地了解外来的香药及香料，特选以下品种做简单的介绍。

千年不衰的沉香

沉香属瑞香科植物，是历史相当久远的传统名贵药材和稀有的高级香料。沉香也称白木香，又称土沉香，它是一种热带及亚热带常绿乔木。白木香以其含树脂的木材入药，药材名为沉香，为国产中药沉香的正品来源，也是我国生产中国沉香的唯一植物资源。

沉香的作用与用途

现在沉香的主要产地是印尼、马来西亚、越南、泰国、老挝以及中国的海南岛等地。在历史上，印度、缅甸等地也曾多产沉香，但由于大量采伐，现已很少出产，只是沉香的加工中心。

大多数沉香木在常态下几乎闻不到香味，但熏烧时香气浓郁，能覆盖其他气味，而且留香时间甚长，是制造精油和天然香水的高档香料。在一些阿拉伯国家的重要典礼和聚会上，至今还常常直接熏烧沉香。

沉香不仅香气典雅，还有通关开窍、畅通气脉、养生治病等神奇的功效。中医典籍中对它的记述也很多。

沉香不仅宜于熏燃，也可以研成粉末内服（外用还可治疗外伤并有镇痛作用），或以沉香片、沉香粉冲泡饮用，皆为传统的养生妙方。

沉香中还有一个特殊的品类——奇楠香。奇楠香的形成与普通沉香基本相同，但两者的性状特征又有很多差异，所以习惯上会单独提到它，且列为沉香中的上品。

奇楠香不如沉香密实，上等沉香入水则沉，而很多上等奇楠却是半沉半浮；沉香大都质地坚硬，而奇楠则较为柔软，有韧性，削下的屑片甚至能团成香珠；在显微镜下可发现，沉香中的油脂腺聚在一起，而奇楠的油脂腺则很分明。

奇楠香的油脂含量一般高于沉香，香气也更为甘甜、浓郁。多数沉香不点燃时几乎没有香味，而奇楠不同，不燃时也能散发出清凉香甜的气息；在熏烧时，沉香的香味很稳定，而奇楠的头香、本香和尾香却会有较为明显的变化。而且奇楠香的产量比沉香更少。

以上种种原因使得奇楠香尤其珍贵。在宋代的时候，占城（今越南境内）奇楠就已经是"一片万金"了。直到现在，最好的奇楠仍然大多产自越南。

沉香的功效

1. 行气止痛。沉香辛香温通，温而不燥，行而不泄，且有良好的行气止痛作用。故用治脘腹胀痛、跌扑损伤、骨折诸病甚效。

2. 降逆调中。沉香质重沉降，气香升散。入脾胃经，和胃气，升脾气，性温而不燥，善行而不激。降逆调中，善治脾胃虚寒、升降失调、呕逆便秘。

3. 交通心肾。沉香质重而降，香主升，既升且降，交通心肾，可用来治疗心肾不交导致的失眠。

4. 温肾纳气。沉香沉降，具有纳气归元之功，常用治肾虚喘咳。

5. 温肾暖精。沉香能温壮肾阳，暖精益液。

6. 壮阳除痹。沉香有通天彻地之功，温养脏腑，舒筋活络，功能壮阳除痹。

帝王之草甜罗勒

法国的甜罗勒比较好，主要用花萃取精油，据说它的香气能驱散人们内心深处的忧伤，是一味心药。

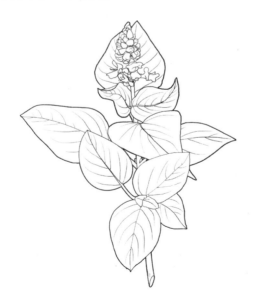

甜罗勒的功效与作用

地中海各国的美食中，甜罗勒是必备的香草作料之一。

在古埃及与古希腊，涂油的仪式在皇家很盛行，所谓涂油就是从多类香药萃取出精油，再与树脂调油，涂抹在身上，以达洁净身心、增强帝王精气神的目的。经过此仪式后，帝王们才能主持重要的庆典与祭典。而甜罗勒一向是制作这种精油的主要成分，因此在古希腊人眼中，甜罗勒也被视为帝王之草。

直到今日，盆栽的甜罗勒还布置在希腊教堂讲坛的四周，以增加教堂的威严与圣洁。

然而神圣高贵的甜罗勒其实是从亚洲传入欧洲的，本来叫罗勒，因为在欧洲大陆的环境中，它的花叶更为甜香，遂称为甜罗勒。

就植物本身来说，欧洲的甜罗勒与亚洲的罗勒是相同的。亚洲罗勒俗称为辣椒罗勒，台湾俗称九层塔。因为其气味刺鼻，不适合长期大量使用。严格来说，甜罗勒萃取的精油才真正适合运用于芳香疗法中。

辣椒罗勒虽然不如甜罗勒甜香美味，可是印度人将其视为圣草，并把它作为印度传统自然医学中的养生药材，用来治疗气喘、咳嗽，强化循环与消化系统。

甜罗勒精油简介

了解了罗勒的传说与妙用后，我们再来看看甜罗勒精油的价值。

甜罗勒精油仅次于迷迭香精油，有提神、醒脑、抗疲劳、强化心肺功能的功效，对女性生殖系统也有好处，可有效缓解痛经，治疗不孕症。

无论哪种性格的人，如遇紧张不安、消极、躁动等问题都可以用它来平复情绪。对忧郁沮丧的人来说，甜罗勒精油更是首选，它能帮助人们勇敢地面对困难，走出低谷。

杀菌消炎的佛手柑精油

从佛手柑的果皮中能萃取出精油。佛手柑精油能如清泉般洗去人们心中的烦忧，带给人活力。

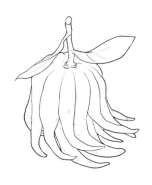

佛手柑的疗效与用途

数百年来，意大利人一直用佛手柑精油治疗传染病引起的发烧，这可以说是他们的民间疗法了。

佛手柑树每年盛开出香气怡人的白花后，就会结出比苦橙还小的果实。果实初期为绿色，熟透后就变得黄澄澄的了。若要萃取出香味超凡、疗效十足的精油，必须用成熟的果实，采取压榨法来萃取才行，而掉落地面尚未熟透的佛手柑果实所萃取的精油，则可以加在红茶里面做成调味茶，这就是极负盛名的伯爵红茶。

熟透的佛手柑制成的精油对阳光很敏感，不管是否与植物油（如甜杏仁、葵花籽油等）调和，只要抹在皮肤上，再接触阳光，都易引起皮肤发黑、发炎等过敏现象。所以用于芳香疗法的佛手柑精油，在压榨法萃取后，还要再蒸馏一次，以去除引起皮肤敏感的物质。经过蒸馏的佛手柑精油，香味不会变，但精油的颜色会比较透明，不经过这道工序的佛手柑精油呈淡淡的金黄色。

此外，我国也有名为佛手柑的果树，所结的果实外观如梨子，又称作五指柑，盛产于四川、广东等地，煎服可理气健胃、强肝，能治疗腹胀、恶心、胸闷、食欲缺乏，是助消化的佳品。

佛手柑精油简介

一直以来佛手柑精油都在意大利民间被广泛应用，但却没流传至欧洲各地，直到近代才被各国接受，并成了西方芳香疗法中的必备精油。这都要归功于佛手柑精油中蕴藏的活性成分，它不但能镇静、缓解焦虑，还能促进循环，振作精神，并具有杀菌、消炎的作用。这一切，使得佛手柑精油能够治疗尿道感染、喉咙肿痛、失声、咳嗽，以及缓和肠胃痉挛、促进消化，对于平复情绪也独具效果。因此佛手柑精油俨然已成为继茶树、桉树精油之后能有效对抗病毒的又一佳品。

现今人们对抗病毒的能力在不断减弱，这多是由于压力过大，焦虑、沮丧等负面情绪长期滋扰造成的。所以既能调节情绪又能促进循环的佛手柑精油自然成为了众人瞩目的焦点。此外，如果使用深加工过的佛手柑精油来保养肌肤时，也会使问题皮肤得到有效的缓解。

有益呼吸道的大西洋杉精油

大西洋杉的树枝可提炼出精油。有人认为它能增强人们坚韧的性格，并让人清醒，远离世俗的诱惑。

大西洋杉的疗效与用途

极富文化与医疗色彩的雪松属的大西洋杉树高大庄严。古埃及人即盛行用大西洋杉萃取出的精油来制作药品、化妆品及香精，还用大西洋杉的木材做木乃伊的棺木并建造庙宇。这些都要归因于这种大西洋杉木材香气四溢，不但能洁净人们的心灵，平和氛围，还能驱除蚊虫。

此外，源于北美落基山脉的弗吉尼亚西洋杉，是印第安人的一味药材，他们常煎服此树的枝叶及球果，来治疗风湿性关节炎和呼吸道感染。

大西洋杉精油简介

大西洋杉树型高大挺立，可隐约地感受到此树所透露出的坚毅力量，而这股气息也使得其所蕴藏的精油极具杀菌和防腐性，可有效对抗支气管炎及尿道感染，对尿失禁也有调理作用。它对呼吸系统作用很大，能治疗鼻塞、流鼻涕，还有化痰止咳的妙用。另外，由于大西洋杉有平衡皮脂腺及汗腺分泌的效用，因此可净化毛囊，解决粉刺及头皮屑的困扰，并能收缩毛孔，是治疗皮肤问题的利器。

植物医生——罗马甘菊

罗马甘菊的花可萃取出精油，这种精油据说是太阳的化身，能让人绽放出生命的光彩，帮助人们消解压力和烦忧。

罗马甘菊的疗效与用途

洋甘菊泛指长于西方的甘菊，洋甘菊中常用以萃取精油的有罗马菊、德国菊、摩洛哥菊。其中罗马菊的花香独具韵味，略带有酸酸甜甜的苹果香。因为它蔓延于地上生长，因此又称此甘菊花为掉落的苹果。罗马菊喜欢生长在潮湿的土壤中，它如雏菊般的小白花散发出的花香能感染周遭的植物，使它们都能茂盛地生长，远离病害，所以罗马菊又被称为植物医生。

罗马菊在地中海区域及整个欧洲都很受欢迎，它能调理消化功能与妇女的月经病，并被视为圣洁的化身。

由德国甘菊花萃取出的精油，虽然香味远逊于罗马菊，但是也有很广泛的医疗价值。它有比罗马菊更明显的缓解疼痛的效用，对痛经、腰部酸痛、肌肉疼痛和任何发炎所引发的疼痛都有效，还能强健肾脏和关节。

由摩洛哥菊花萃取出的精油，虽然也称为洋甘菊精油，但香味低沉，略似树脂，远不及罗马菊精油那么撩人，也没有德国菊精油那么明显的缓解疼痛的作用，所以摩洛哥菊精油较少用于芳香疗法，即使使用，通常也只用来调理胃肠道的炎症。

宁心安神的乳香精油

乳香是一种橄榄科植物的树脂，它不但作为香料和香药使用，还能提取出乳香精油。

乳香树干被刮伤时，会分泌如乳汁般的树脂，慢慢会变成琥珀色的树脂块，这些树脂能散发出像柠檬一样的味道，它的香味更低沉，能让人心神安宁。这些树脂可以保护刮痕累累的树身，这不禁令人联想到人体的免疫功能，这两者都是遭逢外力时自我保护的一种机制。乳香香脂既用在古埃人的宗教活动中，也用于治疗疾病，它能提升病者的精气神，使人神清气爽，早日康复。所以在古埃及时乳香香脂的市价堪比黄金。

乳香精油能帮助人们减慢呼吸，增加呼吸的深度，使人更加容易进行腹式深呼吸。中医就有用乳香香脂治疗呼吸道问题的，它对改善肺结核的症状尤其有效，同时还能活化肤质，加强皮肤组织的修护和再生能力，使肌肤变得年轻。乳香精油还可以给孕妇吸闻，也适合跟甜杏仁油调和后用于按摩，以提升孕妇的体能，并舒缓压力，防止孕期抑郁症的发生。

现在人们更加重视乳香精油所散发出的圣洁力量，用它来净化人们的心灵，撼动人们的心智，引领人们远离过去的阴霾，帮助人们勇敢地走出以往的阴影。这就是乳香精油赋予我们的挥别过去的力量。

精油之王——茉莉精油

茉莉精油是从花中提取的，它给人智慧与自由的感觉。

茉莉花的疗效与用途

常用来萃取精油的茉莉花与中国用来做茉莉香片的茉莉是近亲。茉莉萃取出的精油有浓烈持久的花香，它可以沁人心脾，让情感快速丰沛起来。与传统只能加速人体循环、提高体温的发热类型的精油有很大不同。

茉莉精油这种使情感快速升温的特性，给它赢得了精油之王的美誉，与精油之后玫瑰精油同为芳香疗法领域中极为珍贵的精油品种。

茉莉精油能调理男性生殖系统的问题，不但可减轻前列腺肿大的困扰，并可改善男性性功能。

当然，女性生殖系统的问题它也能帮上忙，有些女性用它温暖子宫，强健卵巢，还用它来减轻生产时宫缩的疼痛，也是产妇在产后调养身心平衡的妙方。

由此可见，茉莉精油是现代忙碌的男女都适合使用的精油。

天然净化剂——杜松莓精油

杜松莓精油是由果实部位萃取的精油，它能亮洁心灵，让我们头脑清醒地迎接每一天的挑战。

杜松莓的疗效与用途

杜松在南斯拉夫人眼中是一味灵药，古希腊、罗马的医生们也一致认为它极具净化力与抗腐性。近代法国的医院还燃烧杜松与迷迭香的枝叶来洁净空气，消除病原体，帮助患者早日康复。

杜松的枝叶与果实都可萃取出精油，虽然两种精油的味道极其相近，但由果实——杜松莓所萃取出的精油香气更为香甜，在疗效上也更为明显。只是若要以莓果来萃取出精油的话，需用熟透的莓果，而莓果又需在树上长至两年后才能由绿转黑，逐渐熟透，这就使得杜松莓精油价高一等了。

杜松莓精油简介

由于杜松极具净化的功效，西方家庭常用杜松莓精油作天然净化剂。主妇们喜欢把5滴精油加入一脸盆水中，用来清洁家中的地板、桌椅等，不但可去除家具中的污垢，还可清新空气。

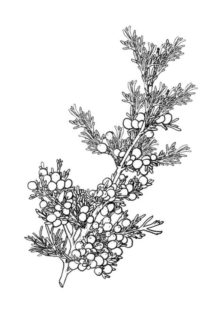

感冒流行时，也可把数滴杜松莓精油加入喷雾瓶中，将加了精油的水喷在电灯周围，来预防疾病。杜松莓精油有排毒、利尿的功能，是身体的环保尖兵，尤其可帮助治疗泌尿系统炎症，如膀胱炎、尿路结石及肾盂肾炎等。

杜松莓精油对于人们的心灵而言，极富洁净的特质。在公众场合讲话前感到不知所措、思绪混乱时，只要闻闻杜松莓精油即可神清气爽、思路清晰。忙碌了一天身心疲惫，无法从工作状态中脱离时，也可以通过杜松莓精油的香味来净化杂思，使心灵跳出纷杂，归于平和。

适用于日常保健的熏衣草

熏衣草花萃取的精油虽不能让爱情的火苗燃烧得更加炽烈，却能让爱情更加坚定。

熏衣草的疗效与用途

熏衣草越来越受到大家的喜爱，它在西方已风行了数千年，甚至早在古埃及时，人们就用熏衣草花来制作香精。平时把这种香料抹擦于身上，即可平复心灵，预防疾病。婚礼上，来宾们也喜欢将熏衣草花揉成细粒，撒在新人身上，以祝福这对新人情比金坚，相爱一生。

熏衣草品种很多，最负盛名的是真熏衣草。真熏衣草多生长在海拔较高的区域，土壤不可过于潮湿，由这种熏衣草萃取出的精油除了更芳香外，也更具有止痛与修护的作用，所以一般而言，真熏衣草精油最适用于芳香疗法。

熏衣草精油因曾在战争期间用于治疗士兵的外伤而声名大噪，当时一位著名的法国军医，也是著名的芳疗学者就曾宣称：熏衣草精油不但能加速伤口的愈合，还能平复士兵心灵的创伤。

熏衣草精油性质温和，能降血压，止痛、抗菌、增强免疫力、驱虫的效果也都很好，适用于平日的保健，不论是助消化、防感冒，还是单纯地帮助病人恢复身体，都可以使用它。

此外，熏衣草精油不但可以与自己家族（唇形科）的精油（如迷迭香、马乔莲等）来调和，也能与芸香科（如柠檬、佛手柑等）和浓香型的精油（如茉莉、玫瑰等）调和使用。

精油中的钻石——苦橙花精油

苦橙花精油是从苦橙花部萃取出来的，它能在瞬间让人感受到香气对心灵的震撼，纾解心中如影随形的焦虑，是最朴实的心灵慰藉者。

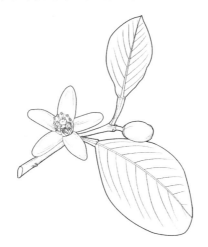

苦橙花精油简介

苦橙花精油有一个非常美的英文名字——Neroli，一位意大利公主的尊号。Neroli 公主对苦橙花精油爱不释手，她不只随身携带这种精油，更将它滴入她的日常用品中，如手套、发带、披肩等，并每日用苦橙花精油泡澡。正因为这个原因，在 17 世纪时，经公主的推荐，这种精油声名大噪。

苦橙花精油被誉为精油中的钻石，除了它本身的作用外，还因为精油萃取的成本十分高昂，大约七百万朵苦橙花才能萃取出一公斤的精油，而且在花朵采收时，还必须人工摘取，这都是苦橙花精油价格昂贵的原因。

苦橙花精油除了气息迷人，对健康的作用也让人赞不绝口。它能改善心悸的现象，缓解心绞痛。比如平时觉得胸闷，就可以用一滴苦橙花精油轻轻抚擦胸口，这样就能缓解闷痛的症状了。对于压力过大引起的性功能低下的男性和性冷淡的女性，都可以将两滴苦橙花精油滴于贴身衣物上，这样有助于缓解压力，提升体能，强健性功能。总之，苦橙花精油善于调节身心平衡，只是用时需留意，它有升高血压的能力，手脚冰冷、血压过低的女性适合使用，若能将它与熏衣草精油调和的话，高血压的人就也可以使用了。

增强免疫力的灵果——柠檬

柠檬精油是从果皮和果实中萃取出来的，闻后能让人从繁杂困惑的情绪中解脱出来。

柠檬的疗效与用途

柠檬极适合生长在阳光充沛的意大利西西里岛，这里的果树会结出黄澄澄的果实，俗称黄柠檬，与源于中国、印度的绿柠檬有些许不同。黄柠檬的香气更诱人，果皮更厚实，蕴藏了丰富的精油成分。它的果汁也比绿柠檬甜，所以美味的黄柠檬目前不但已大量栽种在气候温暖宜人的地中海地区，并广植于美国的南方，俨然成为欧美人士极喜爱的日常水果。

黄柠檬汁富有精油成分与维生素 C 等营养物质，香气怡人的柠檬原汁具有解毒、消炎、收敛及净化血质的功能。缺乏维生素 C 引起牙周疾病的时候，只要啜饮一小口现榨的柠檬原汁，含于口内数秒，即可有效舒缓症状。鼻出血时，也可用两小块棉花，吸取适量的柠檬原汁轮流塞入鼻中（不可塞入过深），就能改善鼻出血的现象。据说在哥伦布航海尚未发现新大陆时，就是与船员每天吃些黄柠檬来预防坏血病的。发现美洲新大陆后，这种植物也自然流传至美洲国家了。

西方人赞誉黄柠檬是强健体质的灵果，而柠檬精油也在西方的芳香疗法领域中被称为增强免疫力的尖兵。柠檬精油能增强免疫力，防止病毒侵入人体，并减缓体内的发炎症状，所以柠檬精油对感冒引发的喉炎、免疫力降低引起的关节炎和风湿痛等都有调理作用。又由于柠檬精油能增进血液循环、降血压，因此可以用来防止动脉硬化，维持人体酸碱平衡。

柠檬精油虽然有些微美白肌肤的作用，但对阳光很敏感，不管是否与植物油调和，只要擦在皮肤上，照射到阳光或接触到强烈的光线，都易造成皮肤发黑，甚至过敏等问题，所以不建议用柠檬精油调理肌肤的炎症与瘢痕。

很多人盛夏时都有在冷开水中加入一片柠檬饮用的经历，冰凉的柠檬水入口，人们顿时觉得清凉舒畅，这都得益于柠檬的清新香气，它能让人们烦躁的情绪为之一振。柠檬精油亦如柠檬原香一样，保存了十足的甜雅清香，让人在闻后常会从繁杂困惑的情绪中挣脱出来，心境霎时变得明朗。因此柠檬精油可以给思绪注入灵感，扫除情绪上的烦躁不安与身体上的疲惫。

温暖心灵的甜橙精油

甜橙精油是由果皮萃取的，它如同阳光，带给人无比的温暖与欢乐。

甜橙的疗效与用途

源自中国的橙树，是由阿拉伯国家传入欧洲的。欧洲人觉得它跟古希腊神话中的金苹果很相似，因此将它视为珍宝。一直到 17 世纪末，人们逐渐发现了橙子的营养价值，于是大力种植。

橙树有两个常见品种：一为甜橙，一为苦橙。我们喝的橙汁多是由甜橙榨取的。甜橙的果汁正如其名，甜味浓郁，因此成了生产橙汁的首选。甜橙果实萃取出的精油往往较苦橙精油更加甜香，因此虽然甜橙与苦橙精油的生理调节功能并无太大区别，但对于心理调养而言，甜橙精油却比苦橙精油略高一筹。

我们常把橘子皮晒干当成消食化痰的药材用，所以由甜橙萃取出的精油也有助消化、祛痰、强化肺部的功能。

对美肤而言，虽然甜橙精油具有调理皮脂分泌的功能，但苦橙精油的抗衰老、除皱的效用也不容小视。这两种精油都跟柠檬精油一样，对光源敏感，所以用它们保养肌肤的话，必须小心使用，用量不可过多。

由于甜橙的果实需受到大量阳光照射才能自然成熟，所以很多人把它当做太阳的化身，认为它能给人们带来温暖与欢乐。所以当人感到空虚、有寒意袭上心头时，甜橙精油就是温暖你心灵的妙方。

如果在寒冷的冬天，萧条的景致让你感到冷清空荡，心情低落，也不妨把甜橙精油与肉桂、迷迭香等辛香的精油调和在一起，再加些能净化心灵、让人心智坚定的乳香和熏衣草精油，放在熏香炉中点燃，心头的低落情绪就会渐渐远去，悠远馥郁的香味会带你摆脱心灵上的悲戚。

广藿香精油——最称职的配角

广藿香精油是从叶中萃取的，虽然它不是主角，却是最称职的配角，与其他精油一样，滋养着我们的身体。

广藿香的疗效与用途

广藿香源于马来西亚、印度尼西亚、印度及中国等地。我国跟马来西亚就擅长用它来调理感冒、头痛与恶心等症状。印度用广藿香制成的香袋驱虫，也把它放在麻纱制品中以防虫蛀，有点像我们常用的樟脑丸。

广藿香本身的花叶并不像茉莉花那样富含浓郁的香气，它多用于日常生活中，或作为药材来使用。广藿香精油带有泥土般简朴的香气，但如果一次性嗅得过久，会觉得它的气味过于沉重。若能将广藿香精油与其他精油调和在一起的话，它则能够稳定其他精油，使其不会过分挥发，并催化所融合的精油，使其香味更浓烈、持久。

所以，由广藿香精油所调和的香品，就常带有亚洲国度里神秘、悠远的色彩，因此西方人常美称广藿香精油是极具东方气息的精油。

广藿香精油简介

在芳香疗法的领域中，唇形科植物占有极其重要的地位，因为熏衣草、迷迭香、欧薄荷、广藿香等都是这个科的植物。广藿香不但能有效对抗霉菌等真菌引起的感染，还能驱虫，延缓皮肤老化，深得女性的喜爱。

广藿香精油浓稠，呈黄褐色，时间长了还会变得更浓稠，颜色也会更深，可呈暗橘色。广藿香精油极具凝聚的特性，它能使精神不济、神情涣散者恢复精神。如果单一使用这一种精油过久，会使人过于沉静，因此，若用广藿香精油来疗理心绪时，常会和其他精油配合使用，尤其可与花香性精油调和，如天竺葵、苦橙花精油等。广藿香精油能触动这些精油的花香味，让人回到甜蜜的时光里。

消化道有问题，用清凉的欧薄荷

欧薄荷的花和叶可萃取精油，能使人振奋，从一蹶不振的心境中重新焕发出生命力。

欧薄荷的疗效与用途

清凉无比的薄荷香草在西方的香药草文化中可说是精彩绝伦。在西方，薄荷香草一直是女巫们增进法力的宝物，所以长久以来薄荷一直被西方人赋予了神奇的魔力。

薄荷有很多品种，其中最常用于芳香疗法的品种是有较多甜味、含薄荷脑较低的欧薄荷。它不似亚洲常见的薄荷那么清凉刺激。甜雅清爽的欧薄荷最喜爱生长于潮湿的地区，从 17 世纪起，英国已成为大量栽种欧薄荷的国家。

欧薄荷精油简介

欧薄荷叶泡的香草茶一直是西方人喜爱的食疗佳品。西方人喜欢用薄荷茶消食和治疗呼吸道的问题。欧薄荷精油与欧薄荷香草茶的作用十分相近，欧薄荷精油对于消化道问题很有帮助，它能调理消化不良、胀气、胃痛、腹泻等病症，还能缓解感冒症状，比如流鼻涕、鼻塞、咳痰等。

由于欧薄荷精油也有薄荷脑成分，所以能让使用者备感清凉。其有效成分渗透进身体组织后，能加速血液循环，提升人体的散热能力，促进排汗，降低体温，所以欧薄荷精油对于缓解疼痛与促进循环与代谢效用独到。总之，欧薄荷精油不但是芳香疗法中必不可少的一分子，也是西药中的胃药、消炎止痛药膏中常用的成分。

欧薄荷虽然带有十足的清凉感，但这份清凉的原香亦富含炽热的原味，不但能洗涤人们的焦躁，让烦忧的思绪快速冷却下来，更可振奋人们的精神，让人们重新焕发出生命的活力。

能驱虫的绿色精灵——高针叶松

高针叶松的针叶可以萃取精油，有人说它能为生命注入无穷的能量，而让人们焕发出光彩。

高针叶松的疗效与用途

高针叶松所萃取出的精油最安全，也最适用于芳香疗法。矮松等其他品种的松树精油易刺激皮肤，并不适用于芳香疗法。当我们想把松树精油应用于芳香疗法时，要仔细辨认精油的原料，即使是高针叶松，也要留意萃取的部位，一般来说，由高针叶松的木材所萃取出的精油最低劣，不适用于芳香疗法。

高针叶松不但是时下制作精油的首选材料，就是在古埃及、古希腊，人们也把它当成极具治疗价值的药材，当时人们还经常摘取它的幼叶来泡澡，以提神并缓解关节疼痛。

在中世纪的西方，人们也燃烧高针叶松的枝叶，借由它的香气来净化空气，防止传染病的蔓延。由此可见，高针叶松对呼吸道感染所引发的病症，如支气管炎、肺炎及肺结核等是有预防和治疗作用的。美国的印第安人更将高针叶松视为强化人体免疫力，预防坏血病，驱除跳蚤、虱等寄生虫的绿色精灵。

事实上很多森林中所弥漫的清新空气，大部分都是松杉科树木所散发出的气息，这股醒脑清肺的气味，会让人沉浸其中，不自觉地全身舒畅起来，所以又有人妙称此番意境为森林浴。由高针叶松的针叶萃取的精油也有这种功效，能洁净空气、缓解感冒症状，还能杀菌、抗病毒及提高免疫力。

由于高针叶精油又有驱虫、抗蚊的功能，所以对于有害昆虫而言，它就是天敌，可以在日常生活中用来解决小虫子造成的麻烦。

雅香十足紫檀木

紫檀木精油是从紫檀木材中提炼出的精油，它能赋予人们无穷的智慧，并使人的感觉更加敏锐。

紫檀木的疗效与用途

亚马孙河流域是紫檀木源起的摇篮。以前大部分紫檀木精油的原料都来自野生雨林，现在已逐步由人工栽种的树木取代。热带潮湿的区域极适合紫檀木生长。在我国，人们不但喜欢以紫檀木做家具，还喜爱用它来雕刻雕像，因为雅香十足的紫檀木雕像不但可防虫，还可增加祈福祭祀时的神圣气息。

紫檀木的树身与树心皆带有微红的色泽，所以在中国才称为紫檀木，但它的英文名字叫 Rosewood，有玫瑰香味之意，这也预示着紫檀木富含玫瑰的雅致甜香，能令人在闻香后感受到洁净与舒坦。

由于紫檀木精油源自木材，再加上近几年来此精油受到越来越多人的喜爱，所以在巴西紫檀树林已经不复往日的丰茂了，巴西政府这几年已立法，以有效地推动种植紫檀木，让它重现昔日的辉煌。

紫檀木精油简介

紫檀木精油广受喜爱除了它的香味雅致外，还因为它作用明显。它不但能嫩肤抗皱，使皮肤光亮，还能强化人体免疫力和生殖能力。紫檀木精油十分温和，可说任何体质都适用。相较其他精油而言，紫檀木精油显得更亲近可人，是精油中的翘楚。

紫檀木淡淡的香味犹如冬日的暖阳，可温暖人心，驱散身心的疲劳，是人体的活化剂。紫檀木能增强免疫力，强化人体的抗病能力，这种特性也可同时展现在人们的心理层面，加强人们的辨识力。当人处于极端烦躁的情境中时，紫檀木精油可赋予人无穷的智慧，让人做出正确的选择。

缓解疼痛的欢乐鼠尾草

欢乐鼠尾草精油是由花部萃取出的，它最大的作用是让人感到放松，保持镇定，安稳人心。

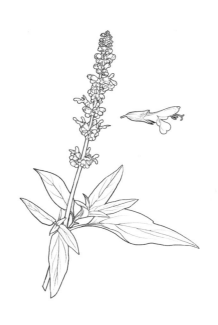

欢乐鼠尾草的疗效与用途

　　用做香料的鼠尾草主要有两个品种。一种是普通鼠尾草，另一种是欢乐鼠尾草。虽然两种鼠尾草香味都很浓郁，但欢乐鼠尾草的香味更优雅，所以也更广泛地用在芳香疗法中。

　　欢乐鼠尾草的英文名有清澈、明朗之意，自古它就是著名的明亮双眸的香药，几百年前英国就有医生指出：用欢乐鼠尾草的种子富含的黏液来清洗双眼，不但可缓解眼部疲劳，还能使双眼更明亮。

欢乐鼠尾草精油简介

　　欢乐鼠尾草虽然在香味上胜普通鼠尾草一筹，但作用上各具特色。普通鼠尾草的花、叶都富含精油，如果用鼠尾草叶做原料时，可得到更优质的精油，而且能加速女性经期的到来，对流鼻涕、鼻塞、咳痰等症状都有缓解效果。只是在使用时要注意使用量和对象。

欢乐鼠尾草花部萃取的精油不似普通鼠尾草具有那么强的化淤功能，但适用于缓解痛经和肌肉酸痛等痛症，甚至心理的伤痛也可用它来缓解。它还能促进女性激素分泌，所以有调经、降低血压的功能，是女性的良方。要注意的是，欢乐鼠尾草精油的镇静作用很强，用后让人想睡觉。

欢乐鼠尾草精油明亮、洁净及抚慰人心的特性使它可以在心灵层面安抚人心，令人心情愉悦，并能缓解焦虑、紧张及失眠的现象。只是使用时滴数不可过多，时间不可过长，并需与其他精油调和在一起使用。

能解决消化和皮肤问题的檀香木精油

檀香木精油萃取自树心木材，它能让思绪灵动，让心灵远离焦躁，使人平和。

檀香木的疗效与用途

檀香木生命力极强，其根部可攀附生长，甚至还能依附于其他树种的树根，吸收其他树根的水分。檀香木生命力虽强，但成长却非常缓慢，一般来说需长至三十年后，才能在树干的内部酝酿出上选的精油成分。此时将树干砍下，树身内部颜色较淡的部分即为白檀，削成片或磨成粉可做成燃香，将白檀粉末蒸馏，即可得到檀香木精油。

印度老檀萃取出的精油俗称为东印度檀香木精油，澳洲的檀香木精油萃取的树种与印度檀木不同，精油味道略显苦涩，俗称西印度檀香木精油。

檀香木精油简介

在中国和印度，檀香木一直都是很重要的药材。中医师擅长用檀香治疗消化不良、胃痛、恶心、呕吐及皮肤感染、发炎、红痒、老化、干燥等问题。檀香木萃取的精油也具备这种药物的功能，除此之外，它还有类似于雄性激素的作用，能增强男性的性功能。

在一些信仰伊斯兰教的国度里，人们习惯在刚过世的人的脚部燃烧檀香木，以借檀香木的香气引领他们的灵魂到达天堂，由此可见檀香木精油在人们眼中是富有灵性的，它能使人远离焦躁，走向平和。

四千年来，印度人一直把它作为引领人们冥想的灵方。无论是否言过其实，檀香木精油净化心灵的作用一直深受各界人士的肯定与推崇。只是对于忧伤过度和患有抑郁症的人而言，檀香木精油在使用时用量不能过大，还需与玫瑰、天竺葵等精油调和在一起，这才不至于对使用者的心灵产生过多沉静的负面影响。

穷人的茉莉——香水树

香水树精油是由香水树花部萃取而来的，它能让经常烦躁、容易生气冲动的人恢复平静。

香水树的疗效与用途

香水树又叫依兰树，它喜欢生长在热带地区。它的花朵还盛开在树上时，散发的香气很淡，可一旦采收下来，捧在手心时，却能散发出浓郁香甜的味道，让人不自觉地沉浸在花香中。长期以来依兰花都用来萃取精油，并作为制作香水的原材料，所以它才叫做香水树。

香水树精油简介

在印度尼西亚，人们喜欢在洞房之夜将依兰花瓣撒在新人床上，以营造浪漫的氛围，所以常有人称依兰花为催情之花。

香水树精油则可使身心平衡，对心率过速、高血压都有调节效用，也能解决很多皮肤问题。皮肤容易出油、爱长粉刺、老化暗沉，头皮屑过多，都可以用这种精油来调节，它是使人们身体和心理双平衡的圣品。

对菲律宾人而言，依兰花是穷人的茉莉，这除了因为它有可比拟茉莉的香气外，香水树精油也同茉莉精油一样，能温暖人们的心灵，给人带来活力，因此香水树精油对性冷淡和感情淡漠的人都是上佳之选。

它与茉莉精油不同的是：茉莉精油是慧黠的化身，给人聪慧与自由的感觉，而香水树精油是使身心平衡的能手，能让烦躁、冲动的人冷静下来，并缓和内心恐慌与不安的情绪，使思绪变得清晰。

平民玫瑰天竺葵

天竺葵的花和叶子都能萃取精油。天竺葵象征坚贞不变的爱情，是爱情必备的养分。

天竺葵的疗效与用途

天竺葵又称洋绣球，它萃取出的精油与玫瑰花香有些神似，香味低浓又极具甜味，很适合在芳香疗法中使用。整株天竺葵都富有香味，花叶皆能萃取出精油，不像玫瑰花只有娇嫩的花瓣才能作为精油的原料。

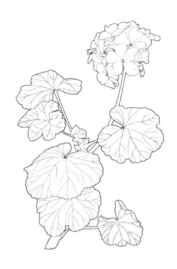

天竺葵精油主要有埃及、俄罗斯、法国等产区。原先波旁王朝所在地的天竺葵精油最负盛名，又有人将它称为玫瑰天竺葵精油。但需要注意的是，真正的玫瑰天竺葵精油，其实是指在萃取玫瑰精油时又加入天竺葵精油来扩大产量的调和精油。

在西方，人们喜欢在自家的庭园栽种这种香草，不但可使房屋充满花香，温暖舒适，还不会被蚊虫滋扰。据说天竺葵曼妙的香气还能防止邪灵侵入，永保全家人平安健康，所以在西方，天竺葵被视为守护全家人身心安康的香草。

天竺葵精油简介

天竺葵精油的作用没有玫瑰精油那么庞杂，但却是增强免疫力的高手。它可以加强淋巴系统的循环，也有仅次于杜松莓精油的利尿作用，还能缓解腹泻、肠炎等问题，因此天竺葵精油也是现今芳香疗法中的热门精油之一。

　　天竺葵花形不似玫瑰花那么娇贵大方，但它的精油具有玫瑰花香，因此也有人称它为平民玫瑰。在西方也常用天竺葵来表达爱意，并将天竺葵的花叶装入香囊，赠给爱人，以传达彼此间的情意。天竺葵精油的作用也与爱有关，它可以让枯竭的情感复活，平息沮丧的情绪，缓和身心的焦虑。它还能提神、解乏，因此如在睡前使用，往往需要与熏衣草、佛手柑等精油配合使用，才不至于精神亢奋得难以入睡。

让人重燃斗志的迷迭香

　　迷迭香可从叶子和花部萃取精油，它可使人青春再现，不惧衰老，仿若生命的源泉。

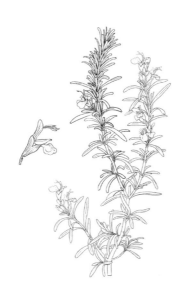

迷迭香的疗效与用途

古希腊人及古罗马人都将迷迭香视为永生的象征。据说它能够使人获得今世的安康与死后的安息，对古希腊和古罗马人来说，迷迭香就是圣草。古罗马人燃烧它来净化家里的空气，他们认为这样不但能驱散家人的噩运，还能身体健康，事事顺心。结婚时，迷迭香也用来作新娘的捧花，婚礼后，新娘将花束中迷迭香的花叶剪下来，栽种于家中的庭园，若此迷迭香能生根，也就寓意新娘能打造出属于她的幸福家庭。葬礼中送葬者不但常以迷迭香叶掷在死者的棺木上，还将迷迭香置于死者手中，这些都是祈愿死者能够安息。所以在西方的文化中，迷迭香是集合了爱、永恒、健康与活力的圣草。

迷迭香精油简介

在西方有人用迷迭香叶泡香草茶喝。他们认为经常喝这种茶能让身体充满活力，有病治病，无病强身。现在学者研究认为，迷迭香叶内所含物质能安定人心，具有防腐、杀菌、抗病毒、提高人体免疫力的特性。所以燃烧迷迭香叶能净化空气，患者吸入其香气后可缩短病程，早日恢复健康。

因此，迷迭香精油就如同能量之源，可以让人变得生气勃勃。迷迭香精油的保健作用很大，能保护肝胆，强化心肺功能。工作疲累、精神不济的人如能用迷迭香精油泡澡、熏一下房间，就会马上感到它激活生命力的特殊魅力。

迷迭香精油对于青春不再、丧失斗志、软弱胆怯、忧伤沮丧的人来说，是激励他们勇于面对挫折与挑战的不二之选。不但如此，它还能增强脑力，让人的记忆力更好，提高使用者的办事效率。现今压力越来越大，人们也都渴望成功，如果能在生活中善加利用，它会成为我们勇于实践、创造佳绩的绝顶妙方。

以上我所列举的植物精油是汤瓶八诊内病外治时所需的精油。通过各方资料的搜集与整理，想让大家宽泛地认识一下各种精油的作用。大千世界孕育了万物，每种东西都有它的价值和用途。随着科学的进步，化学产品的滥用，环境的污染，这一切都给人类的身体与心灵带来巨大的威胁。我在研究香药、香料、植物精油的同时有一种空前的紧迫感，一方面它们的生存条件在日益恶化，另一方面，若能尽快让这些香药、香料、植物精油造福于更广泛的人民群众就能发挥它们更大的作用，汤瓶八诊也才更具意义。

2011年6月9日，正巧与宁夏医科大学药学院相关人员商讨如何开发具有回族特色的精油，并与汤瓶八诊结合，更好地在临床应用的问题，获知宁夏医科大学药学院隋宏教授、王文萍教授已着手研究开发宁夏香药，两位教授热情提供以下内容，在此一并列入，供大家了解。

宁夏香药

回医药的特色疗法就是内病外治，以善用香药治病而闻名。回医的外用药和香药经典方是一个有待挖掘的历史悠久、品种丰富的回药宝库，如《回回药方》《瑞竹堂经验方》《饮膳正要》《海药本草》等著作，记载了多种经皮给药的膏贴剂等，这些传统方剂，至今仍在民间广为流传。回回民族一直用香药疏通血脉、通筋活络、活血化淤、接骨疗伤、治疗各种肌肉组织疼痛。本文主要介绍宁夏地产的含植物挥发油的香药。

1. 胡芦巴

胡芦巴又名香豆子、香苜蓿、芦巴子，为豆科蝶形花亚科胡芦巴属一年生草本植物，是一种使用历史十分悠久的传统药材。据《古埃及药典》记载，早在公元前1500年前，中东地区已将其作为催产草药使用。

目前，国外仍用它来壮阳、促进情欲、催乳、健胃、止痛，治疗痛风、月经不调和制作口腔清凉剂。中医用它温肾阳，逐寒湿，适用于肾阳不足导致的寒湿之证。如肾脏虚冷、寒湿脚气、腰膝冷痛无力、寒疝、少腹连睾丸作痛。此外它还有降压、强心、扩张冠状动脉血管、松弛平滑肌痉挛、利尿、抗炎、抗癌等效果。

胡芦巴是一种集食用、药用、工业使用于一身的经济作物，1999年，《宁夏中药现代化科技产业基地建设规划》已经将其定为宁夏中药材基地重点发展的五大品种之一，现已大面积种植。除了药用，其叶、种子、种芽都可作为蔬菜和牲畜牧草使用。它的化学成分主要是挥发油、胡芦巴碱、薯蓣皂苷元、各类甾体皂苷、香豆素、黄酮，此外还含有丰富的多糖和蛋白质。近年来，很多学者证实胡芦巴有很好的治疗糖尿病和高血脂的效果。

2. 沙枣花

沙枣，也称香柳，在我国内蒙古、甘肃、新疆、宁夏、青海等地均有大面积种植和野生，该植物树皮、果实和花均可药用，可治疗风寒咳嗽、痢疾腹泻、月经过多和遗精等疾病。香气浓郁优雅的沙枣花，除药用外，也是天然香料，可提取高级精油。

沙枣花五六月采摘，晾干。宁夏沙枣树抗旱耐碱，具有很强的生命力，也是宁夏防风固沙的重要植物。沙枣花呈银白色，漏斗形，长约5～7毫米。据《中药大辞典》记载，沙枣花主要含山萘酚、花白素、脂肪油和少量挥发油，其中主要成分为反式桂皮酸乙酯，还有1，2-苯二甲酸二丁酯、苯乙醇等共47种成分。它有止咳平喘的功能，可用于治疗慢性气管炎。目前研究较多的是沙枣花的挥发油成分。

3. 玫瑰花

玫瑰花具有强肝养胃、活血调经、润肠通便、解郁安神之功效，可缓和情绪，平衡内分泌，补血气，对肝及胃有调理的作用，并有消炎杀菌、消除疲劳、改善体质、润泽肌肤的功效。

中医用它疏肝解郁，治腹中冷痛，胃脘积寒；活血散淤，润肠通便，调理血气，促进血液循环；缓和情绪，治疗内分泌紊乱及肥胖；养颜美容，去除皮肤上的黑斑，嫩白抗皱，抗衰老；安神助眠，增强记忆力。优质的宁夏玫瑰多生长在沙漠边缘，人迹罕至，无污染，日照时间长，微量元素和氨基酸含量较高。经常食用，毛孔散发出来的都是玫瑰花香。玫瑰精油是世界上最昂贵的精油之一，被称为精油之后。它能调整女性内分泌，滋养子宫，缓解痛经，改善性冷淡和更年期不适。

4. 月见草

月见草可减轻经前综合征及更年期的种种不适症状。如乳房疼痛、精神抑郁等；减少脂肪在血管内壁的沉积，预防和治疗动脉硬化、降血脂、降血压；治疗湿疹和皮炎等皮肤病；改善皮肤问题，调节内分泌引起的青春痘和黑斑；促进女性激素的分泌，让乳房快速发育，有丰胸效果；改善过敏体质，缓解腰酸背痛、手脚酸麻的症状。

5. 薄荷油

用于风热感冒、温病初起，为疏散风热常用之品。可用来治疗风热感冒和温病初起，邪在卫分，头痛、发热、微恶风寒者。还可以用来治疗头痛目赤、咽喉肿痛。薄荷油质轻宣散，有疏散风热、宣毒透疹之功。本品兼入肝经，能疏肝解郁，用于肝郁气滞、胸闷胁痛。此外，它还有芳香辟秽的作用，可治夏令感受暑湿秽浊之气导致的腹痛吐泻等症。

6. 葡萄籽油

葡萄籽含有80%~85%的原花色素及其他抗氧化剂，是最有效的天然抗氧化剂。纯葡萄籽油的成分主要是维生素B_1、维生素B_3、维生素

B$_5$和维生素 C，以及叶绿素、微量元素，还有人体必需的脂肪酸、葡萄糖等。经常食用纯葡萄籽油，能改善血液循环，减少心脑血管疾病发生的风险。

纯葡萄籽油外用，能提高皮肤抗氧化功能，减少黑色素沉着，改善过敏性体质，是使皮肤变白、防止皮肤松弛及产生皱纹的佳品。它渗透力强，亲肤性高，是理想的脸部及全身用油，适合敏感性肌肤、油性皮肤者使用。

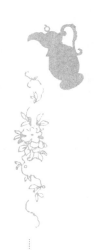

第九章

把保健融入生活——学会自制 香药用品

无论是中国、古希腊还是古埃及，香药都为丰富人们的生活、充实民族文化、呵护人类健康做出了重要贡献，香药和香料早已渗透到人们生活的各个角落。

中华五千年的文化博大精深，就算我们拿出毕生精力专心致志地研究香药、香料文化这一件事，也只能窥见它的皮毛而已。

为了让大家能更直观地了解香药、香料和人类健康的密切关系，下面介绍一些古今中外人们对香料和香药的认识和使用方法。无论什么知识都是从生活中来，到生活中去，感兴趣的话，大家也可以按照这些方法自己实践一下，既体会了其中的乐趣，又强健了身体。

妈妈的传承和民间收集的香囊方

五月被称为毒月，五月五日，更是五毒日。这一天，有些地方的传统习俗是要在家熏烧苍术、白芷来驱瘴辟秽，将菖蒲、艾蓬、蒜头结扎成束挂在床头、门窗以避邪，制作内含中药香料的香囊佩戴。

五月阴气很重，又以五日最甚。传说这天很多鬼怪会出现。鬼怪出没频繁的表现就是瘟疫流行。鬼怪讨厌香气，尤其是艾草、香茅的味道。所以戴了香囊，不但防病增加抵抗力，还能避邪。

现代人当然不信什么避邪之说，但是香囊里的香药会对人体黏膜皮肤产生刺激，有助提高人体免疫能力。

我妈妈是一位善良的老人。我父母那个年代的人多重男轻女，我有六个姐姐一个哥哥。我最小，我妈妈 50 岁才生我。我和妈妈感情很深，我 30 多岁时还总像小孩一样，喜欢依偎在母亲怀中。我母亲 97 岁时离开了我，在她离开的头两年，我仿佛失去了灵魂一样，一直沉浸在思念的哀痛中，无法自拔。我深深体会到母爱是世界上最伟大最神圣的爱。

我母亲出生在医学世家，小时候总帮着我外公抓药、碾药、配药。耳濡目染的我不知不觉也成了行家，她老人家把她知道的回族香囊的制作方法都告诉了我，让我一辈子受用无穷。

作为一名回医，不能闭门造车，只有不断学习才会有长进。我在宁夏回民医院当院长时，有机会接触到更多的来自民间的单方验方，经过验证后效果非常好。我收集了很多香囊方，经过筛选，我挑出来几个比较有效的，大家有兴趣不妨一试。

做个香囊防感冒

我国南方的很多地区有端午节挂香囊的习俗，这也是一种预防传染病的方法。香囊不仅能提神，还有去病的作用。香囊，亦称香包、佩帏、容臭、香袋、香兜、荷包，它是用彩色丝线在彩绸上绣制出各种图案纹饰，缝制成形状各异、大小不等的小囊袋，再装入气味浓烈芳香的中草药，以庆祝节日，供生活中使用和赏玩。

20世纪90年代初，我曾在大连的普兰店创办过一家华祥生命保健用品厂，主要就是生产内病外治所用的电疗远红外保健药袋，后因资金不足搁浅，对我来讲是一件很遗憾的事。今天正是中国传统的端午节，为了争分夺秒完成此书的创作，我还在电脑前工作。八个小时过去了，疲劳的我在身边也点燃了一支用沉香制成的线香，嗅着缕缕香气，人一下子清醒了很多。

香囊在民间一直比较流行，确实值得继承和推广。夏季的气候特点是湿热，细菌容易滋生，而香囊则有杀菌和提高身体抗病能力的作用。

其实，自己在家制作一个香囊，就能起到祛除湿热的功效。

自制端午香囊用到的香药和配方是藿香、苍术、吴茱萸、艾叶、肉桂、砂仁、白芷，每味各 2 克，另外再加 1 克丁香。将这几味中药研细，然后放在致密的布袋中，缝合好。可以佩戴在胸前、腰际或肚脐处，也可以把香囊挂在门口。

这里选用的草药，多有散风驱寒、健脾和胃、理气止痛、通九窍的功能，并且大都含有挥发油，气味醇正、持久，多数草药的有效成分对细菌和病毒、真菌有不同程度的抑制和杀灭功能，从而起到防病的作用。

家长可以将香囊放在孩子的衣兜里或枕边，对于流感、白喉、水痘、流行性脑膜炎、麻疹等传染病均有一定的预防和辅助治疗的功能。

夏天气温高，很多人经常觉得没胃口，这时也可以在身边放个香囊。因为香囊里草药的香气被人体吸收以后，可以促进消化液分泌，从而增强食欲。

香囊之所以能防止感冒，是因为香囊中的药物散发出来的芳香气味能刺激鼻黏膜，使鼻黏膜上的一种抗体增加，从而使病毒在鼻黏膜及呼吸道黏膜上不易存活。就是说香囊可以提高局部的抗病能力。有关方面的数据显示，佩戴香囊防止感冒的有效率在 70.8%。

由于香囊中的药物有通窍的作用，孕妇要慎用。另外要保持香囊的干燥，注意防水、防潮。若香囊接触皮肤处出现红疹、瘙痒等现象，请立即取下香囊，挂于室内空气流通处。

关于香囊，还有很多故事让我记忆犹新。我住在香港香格里拉酒店时有一位前台服务员对我格外友好，她知道我是香港香格里拉亚洲集团总裁保罗·布什请来的朋友。

有一次我发现她感冒了，声音有点嘶哑，就告诉她："不妨做个香囊，多闻闻，睡前再按几下脚上的窍穴。这对感冒和声音嘶哑会有好处。"我详细告诉了她香囊的用药和做法。三天后她再见到我时，第一句话就是："杨教授，多谢多谢，我按你的方法按脚，加上香囊的作用，现在病全好了。你的香囊都可以拿到香港来卖了，我给你做广告。"

1998 年我和马来西亚可口可乐公司经理马秉光一同到澳大利亚的坡伏去度假，马先生想借这个机会向我学习汤瓶养生功。坡伏是一个美丽的城市，马先生在海边有一套房子，一望无际的大海，碧蓝的天空，给人一种心旷神怡的感觉。那里的人很少，一早上我也没看到有几个行人，更谈不上游客了。但那里的人很热情，哪怕是擦肩而过的陌生人都会友好地相互问候，"五讲四美"做得很到位。

我到达的第二天，马先生的很多朋友就知道从中国来了个懂武术的医生，都纷纷来和我会面。其中有一个叫艾伦的人，看上去 40 来岁，他和妻子还有刚 8 岁多的孩子一起来的。夫妻俩看上去体质都不太好，他们想学习汤瓶养生功。交谈中我发现他的小孩一直在喘，就问他："你儿子是不是有哮喘？"他告诉我说他儿子两岁时就患有小儿支气管哮喘，时好时坏，体质一直比较差，一个月发作好几次，发作起来哮鸣音很重，像在拉风箱，直喘得青筋暴突，眼泪直流，那种让人揪心的感觉真是难以言表。直到 5 岁后，哮喘发作的次数才逐渐减少，但感冒咳嗽是家常便饭，抗病毒、止咳嗽的药吃过不少，每次生病没有一周好不了。

我停留的时间不长，这种慢性病也不是十天八天可以治好的，而且没在当地注册的医生是不能行医的，于是我建议他用中国回族的香囊试一试。治疗效果我没有向他保证，只能说是有利无弊。他们一听非常激动，非要塞给我 1000 澳元的治疗费，我实在拒绝不了就收下了。

回到马来西亚后，我买来所需的香药，安排人一次性给他们做了 30 个香囊。我让他在他儿子的枕边放上一个，孩子脖子上也挂一个，房子里面再点上香熏灯。香囊每半个月换一次，还没使用的用密闭的容器装好，放在干爽的地方。

他收到后就开始使用，几个月孩子都没有感冒咳嗽的现象，他们高兴得不得了。没过多久，夫妻俩竟然又带着孩子专程飞到马来西亚见我，并要求我把香囊的配方给他。我觉得有益的东西应让大家分享，我就给了他配方。他孩子现在大了，通过锻炼和香囊的配合治疗，身体比以前结实了不少。希望回族香囊能造福更多的人，这是一件功德无量的好事。

香艾脐贴治痛经

我遇到过很多患有痛经的患者，在经期或者经期前后的几天，小肚子或腰部疼痛难忍。还有一些女性更为严重，来月经的时候不仅会感觉到疼痛，还会伴有恶心、呕吐、浑身出冷汗、手脚冰冷，甚至是昏厥。

其实，痛经主要与气滞血淤、寒湿凝滞有关。这正是为什么很多女人在天气变冷的时候，痛经会加重的原因。

现代医学也发现，寒冷的冬季里，女性月经延后、痛经的情况比其他季节多，且多为二三十岁的女性，主要症状为疼痛和月经量减少。一些女性天冷还穿短裙，易受寒着凉，导致子宫血液循环不畅、子宫痉挛，这些是痛经的主要原因。下半身着凉会直接导致女性宫寒，而宫寒造成的淤血会使白带增多，阴道内卫生环境下降，从而引发阴道炎、盆腔炎等疾病。

我曾经接诊过一位患者，她工作之后出现了痛经，由于痛经时疼痛难忍，每月都要请上三四天假。我问她怎么回事，她说自己也说不清楚，莫名其妙地就出现了痛经。我跟她讲，这跟生活不规律、工作压力大、不注意保暖等有很大关系。

出现痛经的时候，可以取艾叶 10 份，公丁香、乳香、没药、五灵脂、青盐各 1 份。先将艾叶研成艾绒，其他药物共研细末，然后与艾绒充分混合均匀备用。用白棉布做成直径 15 ～ 20 厘米的圆口袋，把 20 克药装入袋内，将袋内药末摊成薄饼状压实封口，用带子将药袋系于脐部，每个月经周期换药袋一次，连续敷三个月经周期为一疗程。

这个方子里，艾叶可以理气血，逐寒湿。公丁香香气浓烈，可以温中暖肾。乳香行气活血止痛，尤其对腹疼、痛经特别有效。没药可以通经活血，五灵脂的作用是活血散淤。

我把这个方法告诉这位女性，她问我还用不用吃其他药，我笑着说不用，这个小香袋就能搞定。

她按我说的用了三个月，果然痛经大大减轻了，再来月经的时候也不用请假了。我告诉她，即便是把痛经治好了，也可以多用这个方子敷一敷，这个方子有活血、暖宫、通经、活络的作用，可以减少妇科病的发生。

自己做药枕，安神又降压

古代医家常根据患者的身体状况将相应的中草药填充在枕头中，做成药枕。使用者经过长年累月使用，可防病治病、保健养生，达到长寿的目的。

明代李时珍在《本草纲目》中曾多次提到药枕治病的原理。清代吴尚先生《理瀹骈文》中记述了各类药枕的临床应用，提出"外治之理，即内治之理；外治之药，亦即内治之药，所异者法耳"的观点。并提出外治可"统治百病"，即是说外治和内治用药机理相同，只是给药途径不同而已。古代著名医学家孙思邈早有"闻香祛病"的理论，终身使用药枕。南宋爱国主义诗人陆游一生酷爱药枕，还为药枕留下了大量诗篇，他在《剑甫诗稿》中写道：

余年二十时，尚作菊枕诗。采菊缝枕囊，余香满室生。

如今八十零，犹抱桑荷眠。榕下抚青笛，意气白发春。

回医和中医都认为，头部是掌管人的神明的，也连接着身体的各部，如果头部得到了滋养，整个人都会思维敏捷，长生康健。

药枕做起来也并不是很难。花类、叶类药物必须充分晾晒，搓成碎末；根茎、木本、藤类药物必须充分晾晒或烘干，粉碎成粗末后使用；矿物质等质地坚硬的药物必须打碎成米粒状碎块，或加工成粉后使用；种子类药物必须去除灰尘，或清洗后晒干使用；含有芳香、挥发类成分的药物，一般不需加工炮制，可直接混入其他药末中使用。

药枕的外皮要选用松、柔、薄、透气性能好的棉布或纱布，以利于药物的挥发，不用化纤、尼龙的布料。药枕底层枕芯可加垫塑料布一块，以防止药物渗漏，弄脏床单。一般药枕的长度为 60 ～ 90 厘米，宽度为 20 ～ 35 厘米，也可根据各人爱好和需求，制成各种形状及大小的药枕。

就拿高血压来说，药枕疗法的效果就很好。里面的填充物可以选择能平肝潜阳、宁心安神、清脑明目的药物，如杭白菊、野菊花、罗布麻、淡竹叶、青木香、夏枯草、决明子、蔓荆子、桑叶、薄荷、白芷、川芎、晚蚕砂、珍珠母，以及茶叶、绿豆等。

患者使用降压药枕 3 ～ 6 个月以后，降压有效率可达 80% 以上。同时，这种药枕对高血压引起的头痛、头晕、耳鸣、失眠、健忘、胸闷等症状有明显的改善作用，对中风后遗症、神经衰弱、偏头痛、鼻炎等也有良好疗效。

使用时，可以根据不同病人的具体病情，选择上述药物中的一种或几种做枕芯，制成软硬适度、清香宜人的药物枕头。

下面介绍几种有效的降压药枕配方，大家可以根据自己的情况选择使用。

1. 枯草荷叶枕。用夏枯草 1000 克、荷叶 500 克制成药枕，能清泻肝火，平肝降压。主治肝火上炎型的高血压病。

2. 桑叶地黄枕。用桑叶、干地黄、巴戟天各 500 克，丹皮 200 克，制成药枕，能双补阴阳。适用于阴阳两虚型高血压病。

3. 桑菊枕。用桑叶、菊花各 500 克，薄荷 30 克，冰片 20 克，制成药枕。功能平肝潜阳，芳香降压。主治肝阳上亢型高血压病。

4. 菊花决明枕。用白菊花（或野菊花）1500 克、决明子 1000 克制成药枕。该枕能平肝泻火、明目降压，主治肝火上炎型高血压病。

5. 天麻钩藤枕。用天麻 200 克，钩藤 1500 克，罗布麻叶 300 克，共研粗末，制成药枕，能平肝息风，清肝降压。主治肝风内动型高血压病，血压较高、有中风危险者。

6. 黑豆磁石枕。用黑豆、生磁石各 1000 克。先将生磁石打碎至高粱米粒大小，与黑豆混合均匀，装入枕芯，制成药枕。该枕能滋补肝肾，养阴降压。主治肝肾阴虚型高血压病。

7. 晚蚕砂枕。夏季收集家蚕幼虫的新鲜粪便，当即晒干或烘干，除去杂质，装入枕芯，制成药枕。该枕能化浊除湿，祛痰降压。主治痰浊内蕴型高血压病。

8. 菊芎丹白枕。用菊花 100 克，川芎 400 克，丹皮、白芷各 200 克。体胖、午后有潮热者，丹皮用量可加至 300 克；头痛遇寒即发者，可另加细辛 2000 克。每袋药连续可用半年。该枕能清肝明目，活血通络。主治肝郁化火型高血压病。

古方香枕治疗颈椎病

有一次，我跟几个做设计的朋友一起吃饭。有一个朋友在吃饭的时候老是在揉他的脖子。我问他怎么回事，朋友说脖子酸疼难受，头也昏昏沉沉的。其他几个人也都连连点头，说有同感。我跟他们说，这是颈椎病。

由于工作需要，有些工种需要保持一种姿势工作较长时间，如果不重视，容易发生慢性劳损，并逐渐发展成脊柱病。例如长期看显微镜的人、坑道作业人员、会计师、缝纫刺绣人员、牙科医生、飞机机械师、打字员、发报员等屈颈、斜颈、扭颈、耸肩工作者，以及长期伏案工作和学习的人，若不注意桌椅的高度，又不重视业余时间的平衡运动，时间长了就会发生肩颈部软组织损伤，不仅容易发生腰背软组织劳损，而且可进一步发展成颈、胸、腰椎关节功能紊乱。

预防慢性劳损，除日常运动外，还可根据不同的年龄和体质条件，选择一定的运动项目，进行增强肌力和体质的锻炼。汤瓶八诊的骨诊和转五围当中的转颈围对颈椎病也有很好的治疗与保健作用。哪怕平时用两手在颈部搓搓揉揉也是很有好处的。

颈椎病患者可自制药枕治疗。我曾经给数百位颈椎病患者推荐药枕方，效果很好。药枕中的填充物是由下列药物组成：薄荷、荆芥、艾叶、紫苏、白芷各 50 克，丁香、红花、桂枝、甘松、茯苓、防风、川芎各 30 克，冰片、樟脑各 20 克。

将上述药物粉碎后装入纱布袋中，布袋厚大约 1 厘米。冰片、樟脑另包于 10 厘米 ×7 厘米塑料布小袋中，用针在上面扎一些小孔。用木板、三合板制成高矮适当的木枕，木枕外用 1.5 厘米厚的海绵包裹固定，海绵外罩布套，把装有中药粉的布袋放置在木枕上，缝好就行了。有的人睡觉颈部是不贴在枕头上的，但我们的目的就是治疗颈椎病，所以这个药枕一定要垫在颈部。不习惯的话可以在午睡时使用，能保证每天用两个小时最好，可以分成两次来使用，这样一次一小时就可以了。连着用两个月，每次用药枕前后，用手搓揉后颈部 3 ~ 5 分钟效果更好。

这种方法可以松弛肌肉、驱寒祛湿、加强血液循环。

汤瓶八诊

回族香料香药内病外治疗法

自制脐贴，快速止泻

　　人生一世，无外乎生、长、壮、老、亡，这是自然规律。脾胃是人的后天之本，所以，刚出生的时候，脾胃功能比较弱，儿童也很容易拉肚子。在西北的回族家庭，孩子一出生，长辈首先蘸点红糖抹在婴儿的口中，以达到醒脾强胃的作用。

　　婴幼儿拉肚子的频率跟感冒发烧差不了多少。孩子拉肚子的原因有很多，大部分情况下家长都不用太担心。一两岁的宝宝生长发育特别迅速，所以身体需要的营养及热量较多。然而他们的消化器官却未完全发育成熟，分泌的消化酶较少。因此，消化能力较弱，容易发生腹泻。

　　另外，由于神经系统对胃肠的调节功能差，所以，饮食稍有改变，比如增加了新的辅食，一次喂得太多，吃了不易消化的蛋白质食物，气温低身体受凉等，都可引起腹泻。再比如说，孩童免疫力较低，所以只要食物和食具稍有污染，便可引起拉肚子。

　　儿童拉肚子是很常见的事情，希望家长在碰到孩子拉肚子时不要过分着急，但也不能放任不理。拉肚子严重的话，除了会影响婴幼儿对食物中营养物质的吸收外，还消耗体内储存的营养物质，损害某些组织。如果孩子长期慢性腹泻，就会造成营养不良、身体瘦弱、抵抗力降低，容易感染各种疾病。

　　孩子拉肚子的时候，家长可以自制一个贴脐舒腹膏，能起到明显并相对稳定的作用，而且患儿容易接受，可以持续性治疗，无毒副作用，不会导致久用便秘的现象，明显优于西医止泻药物。

　　这个药膏是多种药物的强强组合，急慢性及习惯性腹泻患儿单独使用本外治法效果同样突出，对小儿发热及呕吐等病症亦有辅助治疗效果。这个膏药做起来也不是很麻烦。

　　丁香、肉桂、白胡椒、木香、吴茱萸（微炒）、川黄连、五倍子、生大黄等份研成极细粉末；十滴水和藿香正气水按 1：5 的比例调配好，用这个药水和药粉，和到药粉团成一块为止，再加入一些蜂蜜，揉成一个硬饼状，这样就可以用了。如果放得时间长，药饼变硬了，使用的时候可以加点醋，这样就变软了。

每次用汤圆大小，放在脐部，用纱布或蓬松药棉盖上，再用胶布固定。年龄大些的孩子可以用伤湿解痛膏固定疗效更佳，一两天后揭去或隔数小时后换药，一般使用 1～3 次即愈。

一般情况下，如果孩子是单纯性腹泻的话，贴一两天就会明显好转。我觉得父母是孩子最好的医生，希望每位家长都试一试。

自制中药文胸，缓解乳腺增生

如果我说很多病都是气出来的，有些人恐怕不相信。其实真是这样，乳腺增生就是一个很好的例子。

乳腺增生病是中青年女性最常见的乳房疾病，传统医学上又称为乳癖、乳核，主要临床表现为乳房胀痛、乳房增生肿块、乳头溢液等。回医认为，乳腺增生病多由身体的不正常的气郁结形成的，也可能是肝肾亏虚引发的问题。

出现乳腺增生的时候，我推荐使用窍穴外治法。这种方法非常简单，只要把已备好的药外敷在神阙穴及乳房的主要窍穴上就可以了。白天晚上都可以用，隔日一贴，连用两三个月（经期停用）。这种方法对于生活节奏快、没时间看病的女性非常适合，具有疗效显著、使用方便、安全等优点。

当然，为了使药物能产生良好的疗效，平时还要注意保持心情舒畅，生活起居有规律。最好能戒烟，保持排便通畅，多吃新鲜蔬菜与水果，尽量不吃人工喂养的鸡、黄鳝、甲鱼、养颜类保健品、蜂乳、蜂胶等可能含激素类食品；选用合体的胸罩及合适的节育方法；锻炼身体，提高机体抗病能力等。

下面我提供两种方法，大家可以根据自己的情况选一种。

柴胡3克、川芎5克、赤芍5克、青皮3克、陈皮3克、白芥子5克、郁金5克、制香附5克、砂仁3克、冰片3克。共研细末调匀，用塑料袋密封包装备用。把薄塑料剪成边长10厘米的方形，放在同样大小的布袋里，将药放在袋子里封好，固定在文胸内侧。有塑料的一面向外，防止药粉露出污染衣物，另一面紧靠乳房，一周换药一次，半月为一疗程。这个方子可以治疗痰气交阻导致的乳腺增生。

还可以将檀香200克、玫瑰花100克、全蝎1000克、地龙1000克研成细末，装入布袋内，制成小药包。很多文胸内侧有放文胸垫的夹层，将小药包放入小袋中，20～30天换药一次。可以治疗乳房囊性增生。

上面这两个方子用药虽然不尽相同，但是都有疏肝理气、活血通络、消肿散结的功效。里面所选的药物挥发性都比较强，对治疗乳腺增生效果非常好。

乳腺增生困扰无数女性，我曾经看过一个调查，上面说有70%～80%的女性有不同程度的乳腺增生。防治乳腺增生，除了药物治疗以外，膳食调理也很重要。平时可多吃些具有行气通络、化淤散结功效的食物，如丝瓜、南瓜、茄子、橘饼、青皮等。

女性调理乳腺增生尤其要多吃丝瓜，丝瓜是甘凉之品，具有清热化痰、凉血解毒、解暑除烦、通经活络的功效。现代研究发现，丝瓜中含有一种干扰素诱生剂，具有很好的抗癌作用。此外，丝瓜还含有丰富的能防止皮肤老化的B族维生素和维生素C，是不可多得的美容佳品。

最后要提醒各位女性的是，乳腺增生如果不及早治疗，有转变为乳腺癌的可能，因此女人还是要提早关心自己为好。

自制保健鞋垫，消除脚跟上的骨刺

我有一个老患者，近两年来，他的脚跟疼得走不了路。检查的时候，我用手压了一下他脚跟的正中央，他疼得直咧嘴。经过细致的检查，我确定他脚跟上长骨刺了。他也连连点头，说脚跟上确实有骨刺，骨科医院的大夫要让他做手术。他很怕手术，就拒绝了。

其实，骨刺是骨质增生的俗称，是老年人最常见的一种疾病。跟骨骨刺多见于 50 岁以上的人，女性发病率高于男性，主要表现为足跟疼痛，突然站立时疼痛，稍加活动逐渐减轻，但走路多了疼痛又加重。

对于跟骨骨刺带来的麻烦，我很能理解，如果一个人不能走路的话，就失去了很多跟人交流的机会，出去锻炼身体也不方便了。

有跟骨骨刺的话，不妨给自己做一个鞋垫，垫在鞋底，让药物直接作用于骨刺部位。

药物鞋垫的处方主要有三种。

一个是把威灵仙、羌活、独活、制川乌、细辛各 6 克，冰片 3 克，都弄成细末来用。这个方子里，威灵仙可以补肾除湿、通经活络。肾主骨，所以补肾可以强壮筋骨。羌活是辛香温燥之品，对减轻疼痛效果非常好。老年人脚跟痛，多跟体内有风寒湿邪有关，独活可以消除风寒湿邪。制川乌具有麻醉止痛的功效，细辛可以祛风止痛。冰片也叫梅花冰片，是回回们常用的香料，医书《会约医镜》中说冰片可以"治肢节疼痛"。

第二个方子的主要成分是外来香药，把乳香、没药、红花、急性子、玫瑰花、血竭各 6 克捣碎备用。乳香和没药是回族常用的香料，乳香有镇痛的作用，没药可以舒筋活络，红花具有活血的功效，急性子大家可别当成性子急的人，它也是一味药，可以散瘀消肿。玫瑰花和血竭都有活血的作用，血竭还可以定痛、止血、生肌。

还有一种比较简单的，适合症状比较轻的使用。把红花、野菊花、白芍花各 6 克捣成饼备用就可以了。

这种药物鞋垫得自己用布做，把药末或药饼放在鞋垫的夹层中，脚后跟的地方多放一些药，向前逐渐减少，铺得尽量匀一点，要不走得时间长了咯脚。做一次能穿一个月，一般要连着垫三个月。

这位患者的症状出现的时间不长，选的是第三种，垫了一个多月，脚跟的疼痛就大大减轻了。

给不爱吃饭的孩子做个脾胃舒香囊

现在，咱们老百姓餐桌上的食品可以说是越来越丰富多彩了，天南海北的，没有吃不到的，只有想不到的。可是，就像生活中我们去挑衣服一样，当你的选择越来越多的时候，反而不知道选什么好了。现在的孩子也是一样，每个当爸妈的每天都会给孩子准备很多好吃的，可是很多孩子还是偏食、挑食、厌食，营养不均衡。别人家的孩子都壮壮实实的，自己的孩子却总不喜欢吃饭，瘦小爱生病。

孩子不爱吃饭，根本问题就出在脾脏上。我告诉大家一个秘密，脾脏最喜欢香味了。这是个"百姓日用而不知"的秘密，为什么要这样说呢？我举个例子吧。我曾经听一位母亲说，自己家的孩子不爱吃馍，特别爱吃油条。后来这位母亲想了个办法，每天早晨起来把馍切成片，放

第九章　把保健融入生活——学会自制香药用品

在油里炸一遍。她发现，孩子马上就喜欢吃馍片了。她可能不知道为什么，但是我知道，油炸过的馍片香啊，香味能醒脾嘛。

当然，如果您的孩子出现了偏食、挑食、厌食的话，已经属于疾病了，那光让吃香的就不成了。这时候，咱们回回的香料就派上用场了。

如果孩子有偏食、挑食、厌食的毛病的话，就去买山柰 10 克，桂皮 3 克，樟脑 1 克，砂仁 1 克，蔻仁 1 克，丁香 1 克，薄荷脑 1 克，菖蒲 10 克。把这些药研成细末，然后均匀地混合在一块儿，给孩子缝个小香囊，每个香囊里装 5 克。再用一条漂亮的小带子，让孩子佩挂在胸前。十天换药一次就可以了。

这个方子里，山柰就是我们常说的沙姜，它的辛香之味特别浓厚，归胃经，可以温中散寒，开胃消食。

桂皮是咱们回回的一种常用香料，又叫肉桂，平时做菜时可以当调料。桂皮里含有挥发油，香气馥郁，可解肉类菜肴的腥腻，让菜芳香可口。

樟脑在这里的作用是通关窍、除邪气，它可以让人体的经络通畅，现代医学认为它有兴奋神经的作用，其实道理都是一样的。

如果孩子不爱吃饭的话，大夫开方子时十有八九会用到砂仁，因为砂仁能作用于人体的胃、肾和脾，能够行气调味，和胃醒脾，治疗胸脘胀满、腹胀食少效果特别好。《珍珠囊》中说，砂仁可以"治脾胃气结治不散"。

蔻仁的挥发性也非常强，也是咱们回回在调味时常用的香料，具有理气开胃、温中散寒的作用。脾与胃是相互影响的，把胃调一调，脾脏的功能自然就好了。

丁香的作用在这里也不可少，它的主要作用是健脾胃，能够让脾胃功能变强。

薄荷脑是由薄荷提取出来的，它的挥发性很强，同时也具有健胃的作用。

最后一味药是菖蒲，用它是因为它不仅可以健脾开胃，还具有化痰祛湿的功效，当湿邪困脾的时候，就容易导致脾脏运化失常。所以千万不能少了菖蒲。

总的来讲，这个方子对小儿的偏食、挑食、厌食效果非常好，因为它具有醒脾健运、促进消化的功效。

我用上面这个方子调治了很多回回家的孩子了，疗效有目共睹。有位母亲告诉我，自己的孩子以前吃饭的时候愁眉苦脸的，现在狼吞虎咽。短短一个月，孩子就长了 2.5 千克，人也壮实多了，脸色也不像以前土黄土黄的，变得红润了许多。

熏香日佩心身盈，巧手新制馨香囊

腋臭虽没有疼痛之类的症状，但却让人饱受自卑的折磨。我发现，绝大部分的腋臭患者都有不同程度的社交恐惧症，非常在意别人的眼神和言辞，生怕自己的"毛病"招人厌烦。有很多青年男女因为腋臭断送了爱情。也有很多学生郁郁寡欢，封闭自我，因此荒废了学业。腋臭虽然不影响吃，不影响睡，更不危及生命，但给人的身心健康带来极大的痛苦。

腋臭大多发生在青春期。处在青春期的孩子们，特别在意别人的感觉，性格上也更为叛逆。但这时又正是学习的最好时机，这个时候如果不能安下心来好好学习，就会影响他们的一生。

我在门诊中见到过的有腋臭的学生，他们中约有一半的人学习都不怎么好，大部分都不是特别活泼。看着这些本应是早晨八九点钟的太阳，我的内心非常沉重。

针对这类病症，我们建议重者可通过手术治疗，对轻微的患者推荐一种香囊。很简单，取丁香 3 克，麝香 1.5 克，檀香 1.5 克，零陵香 1.5 克，甘松香 21 克，藿香 24 克，沉香 1.5 克，把这些香药研为细末，用一个小布袋装着，做成香囊，佩戴于内衣中，就可以很好地祛除腋臭了。

腋臭多与先天禀赋有关，禀于先天，承袭父母腋下秽浊之气，熏蒸于外，从腋下而出。或者是因过食辛辣厚味之品，导致湿热内蕴所致。也有些人由于天气热，穿衣太厚，出汗太多却没有及时洗澡，导致体内津液不能畅达，以致湿热秽浊外堕，熏蒸于体肤之外而引起。

有个词叫芳香逐秽，细心的人会发现，我上面的这个方子里，基本上都是咱们回回平常用的一些香料。

丁香除臭效果特别好，麝香主辟恶气，还可以通经络，透肌肉。檀香在这里不仅可以除臭，它的放松效果也特别好，可安抚神经紧张及焦虑，镇静的效果多于振奋。并且，用檀香可以改善执迷的状态，可以带给使用者更为祥和、平静的感觉。也就是说，用它来调理患有腋臭的青少年的心理，非常对症。零陵香能祛除恶臭之气，甘松香也是回回的一种常用香料，在这里用它不仅可以除恶气，还可以安五脏，让五脏功能协调。藿香的作用主要在于解表，汗出得少了，腋臭气味自然就小了。沉香又叫女儿香，藏一块于胸前，全身就会香气怡人。

上面这个香囊方我试过很多人了，家长都说很管用。

关于香囊，有首诗送给大家，希望各位父母在品诗的同时，一定要将孩子的腋臭重视起来，亲手做个香囊，解除孩子的身心之痛。

婀娜娇女散芬芳，心美体香惊俊郎。

熏香日佩心身盈，巧手新制馨香囊。

关节经脉贴

前面有一章我都在讲经脉贴，下面我就具体说一个治疗关节疾病的经脉贴，大家都可以在家做。

我有个朋友，是一位铁汉子。据熟悉他的人讲，他从没有去过医院，看过医生。平时有个感冒发烧的，扛扛就过去了。泥水匠、搬运工，什么活都干过，干力气活儿干了大半辈子，从不言累，是一位令人尊重和敬佩的男人。他把孩子们都抚养成人以后，老了闲在家里，没想到还闲出病来了。

有一天他跟我说，他感到浑身上下的关节都不舒服，平时全身的关节酸疼，一到下雨下雪，气温下降，关节就出现游走性疼痛，不是这儿疼就是那儿疼，反正叫人难受。

我比较喜欢给此类老年朋友推荐外治法，通过刺激人体皮肤上经络的窍穴以达到治疗的目的。我告诉他的就是这个经脉贴，它是由温经通络，散寒止痛的乳香、没药、胡椒、鸡血藤、威灵仙、白芥子、干姜、蜂蜜等中药调制成的。

其中，乳香味辛，热，微毒，用于气血凝滞。没药味苦辛，温，用于痛疽肿痛等症。桂枝辛甘温，用于风寒湿痹、肩背肢节酸痛。它能祛风寒湿邪，温经通络，温阳散寒而缓解疼痛。《本经疏注》云："能利关节，温经通脉。"

鸡血藤苦、微甘，温，舒筋活络，用于关节酸痛、手足麻木、肢体瘫痪等风湿痹痛，血淤血虚皆可应用。《本草纲目拾遗》言其"壮筋骨，已酸痛，治老人气血虚弱，手足麻木，瘫痪等证"。

威灵仙味辛、咸，温，祛风湿，通经络，辛散温通性猛善走，既能用于祛风湿，又能通经止痹痛，凡风湿痹痛、麻木不仁，无论上下皆可用，为治疗风湿痹痛之要药。

白芥子辛温散结，通络止痛，用于痰湿阻络所致的肢体关节疼痛、

第九章　把保健融入生活——学会自制香药用品

183

麻木等问题。干姜辛热，能回阳温中散寒。

把这些药研成粉，然后用蜂蜜搅匀制成经脉贴，贴敷于治疗窍穴上，可使阳气更旺，能够通过经络调整全身的阴阳气血，鼓舞正气、祛除病邪、提高免疫力，阳气充足则疾病好发季节不易被外邪所伤。贴的时候，每副贴三天，连贴三副，共贴九天为一疗程。

贴敷的时候以下三个窍穴为主。

第一个是大椎穴。低头的时候脖子后面最突出的那块骨头下面的凹陷处就是这个窍穴了。它在临床上使用频率非常高，其防治的病种几乎涉及临床各科，是治疗疾病、保健强身的要穴。

第二个是命门，位于第二腰椎棘突下，简单的找穴方法前面也讲过了。它的主治范围也很广，跟肾和骨头有关系的疾病多用它。

最后一个是膝眼。屈膝的时候，在髌韧带两侧凹陷处，在内侧的称内膝眼，在外侧的称外膝眼，有活血通络，疏利关节的功用，主治因各种原因引起的膝关节病，髌骨软化症等。

另外，还可以选择背部的肾俞穴，肾主骨，贴这个窍穴，可以补肾强骨。

朋友用这个方法坚持贴了三个月，疼痛是越来越轻，后来就再也没有犯过。但是我仍然叮嘱他，天冷的时候不管疼不疼，都要贴上去。因为这个方子可以祛风、散寒、除湿、提升阳气，可以起到有病治病、无病强身的作用。

自制回药护膝，远离骨关节炎

每个人都希望自己能老当益壮，可是当人老的时候，很多人会感觉自己说的已经不算了。随着年龄的增加，不少疾病都会不请自来，关节问题就一直困扰着老年人。有句俗话叫人老腿先老，腿最早出毛病的地方就是膝盖。很多老年朋友因为膝关节疼痛备受折磨，以前灵活矫健的身姿不复存在，走路走远了不行，爬楼下坡不行，以前简单的下蹲起立如今做起来却十分艰难。这是因为我们膝关节退化了。

我出诊的时候很多老年朋友问我，为什么膝关节那么容易老化？大家想一下，我们的膝盖承受着身体几乎所有的重量，无论是运动、步行、上楼梯等，关节软骨每天都承受着各种活动引起的重量和冲击力，是所有关节中经受压力最大的。自然状况下，膝盖受年龄、化学物质、肌肉情况等影响，需要通过饮食、站姿、适当的活动来保持活力。

如果老年朋友出现了膝关节疼痛、活动受限，不妨跟着我一起来做个回药护膝。方法很简单，买点菊花和陈年的艾叶就可以了。菊花具有解热、抗炎、镇痛、调节免疫功能的作用，艾叶有温经止血、散寒止痛、祛湿止痒的功效。

将菊花与陈年艾叶捣成粗末，装入纱布袋中，做成护膝，戴在膝盖处，可祛风除湿、消肿止痛，辅助治疗各种关节炎，尤其对冬季受寒邪引起以冷痛为主要表现的关节炎有很好的效果。需要注意的是，制作菊花艾叶护膝，两药的用量配比很关键，不同类型的关节炎，菊花和艾叶的配比是不同的。

关节疼痛，局部灼热红肿，痛不可触，关节活动不利，伴发热、口渴烦闷、苔黄燥、脉滑数等症状的关节炎，热的问题比较严重，菊花和艾叶应以 2 ：1 的比例来配比。肢体关节疼痛较剧，温度低时疼痛加剧，温度高时疼痛缓解，关节不可屈伸，局部皮色不红，摸上去不热甚至发凉，是寒的问题偏盛，菊花和艾叶应以 1 ：2 的比例来配比。寒热症状不明显的，可用 1 ：1 的比例来配比。

这个方子看似简单，但也是我多年行医经验的一大积累，为很多老年朋友解除了膝关节疼痛之苦。

当然，在让老年朋友制作护膝的时候，我还会告诉他们在生活中的一些注意事项。比如说，要避免过度劳累，避免长时间频繁上下楼、跑步、爬山等对膝关节磨损较大的运动，避免跌打扭伤。走远路时不要穿高跟鞋，要穿厚底而有弹性的软底鞋。参加体育锻炼时要做好准备活动，让膝关节充分活动开以后再参加剧烈运动。练压腿时，不要猛然把腿抬得过高，防止过度牵拉膝关节。练太极拳时，下蹲的位置不要太低，也不要连续打好几套，以防膝关节负担过重发生损伤。骑自行车时，车座高度很重要，以坐在车座上两脚蹬在脚蹬上，两腿能伸直或稍微弯曲为宜，车座过高、过低和骑车上坡时用力蹬车，对膝关节都有不良的影响。身体过于肥胖者应减轻体重，必要时可选择使用拐杖帮助分担双膝负重。

另外，下蹲时膝关节的负重是自身体重的 3 ～ 6 倍，因此应尽量减少下蹲。如果工作需要必须经常下蹲的人，最好改为低坐位，例如坐在小板凳上。长时间坐着和站着，也要经常变换姿势。

在饮食方面，应多吃含蛋白质、钙质、胶原蛋白的食物，如奶制品、豆制品、鸡蛋、鱼虾、海带、黑木耳、鸡爪、牛头肉、羊腿、牛蹄筋等，这些既能补充蛋白质、钙质，防止骨质疏松，又能促进软骨生长及关节润滑液的产生，对于女性来讲，还能补充雌激素，使骨骼、关节更好地进行钙质的代谢，减轻关节炎的症状。

我国有 56 个民族，每个民族都有着自身优秀的文化传承，就像歌词中写的一样：56 个民族 56 朵花，56 个民族是一家。回族是 56 个民族中的一个重要组成部分，回族人民经历了一千多年的风风雨雨，在学习中实践，在实践中学习。不断完善自身的独特的医疗养生保健方法。回族医学是学无止境的。汤瓶八诊仅是回医回药中的一片绿叶。回族医学中还包含着许多尚未被大家所了解的带有神秘色彩的防病治病、强身健身的医疗方案。比如，吹杜阿一，托勒盖提修炼法，汤瓶七式等。我们会不断挖掘整理，让优秀的回族医学及回族文化造福于各族人民。